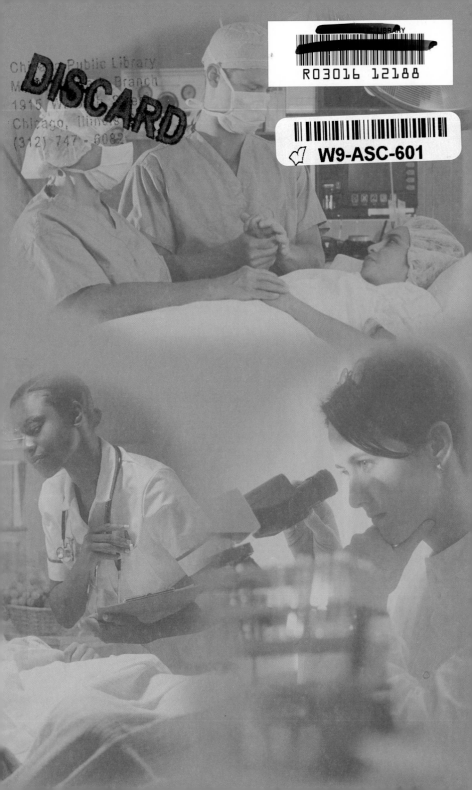

ENFERMEDADES REUMATOLÓGICAS Y MUSCULOESQUELÉTICAS

ENFERMEDADES REUMATOLÓGICAS Y MUSCULOESQUELÉTICAS

Dra. EVA FERNÁNDEZ ALONSO

Advertencia:

Los consejos, tratamientos, e información que aparecen en este libro no deben en ningún caso sustituir a los de un médico. Ante cualquier problema relacionado con su salud, acuda a un profesional cualificado en busca de ayuda. Los editores, así como el autor, no aceptan ningún tipo de responsabilidad civil ni penal, así como cualquier tipo de reclamación presentada por persona o institución alguna, como resultado del uso o mal uso de este libro, que pudiera ocasionar daños y/o perjuicios.

Copyright © EDIMAT LIBROS, S. A.

C/ Primavera, 35
Polígono Industrial El Malvar
28500 Arganda del Rey
MADRID-ESPAÑA

ISBN: 84-9764-390-9
Depósito legal: M-13883-2003

Título: Enfermedades reumatológicas
Autor: Eva Fernández Alonso
Coordinador de la colección: Pedro Gargantilla Madera
Ilustraciones: David Lucas
Impreso en: COFÁS

IMPRESO EN ESPAÑA – *PRINTED IN SPAIN*

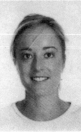

Dra. Eva Fernández Alonso

Licenciada en Medicina y Cirugía por la Universidad Complutense de Madrid.

Especialidad en Medicina Interna donde trabaja actualmente en el Servicio de Urgencias.

Coautora de varios libros científicos y numerosos trabajos de investigación.

INDICE

PRÓLOGO

Este libro se ha confeccionado con el objetivo de dar a conocer un conjunto de enfermedades muy comunes con difícil tratamiento y solución. Nuestra intención es la de acercar a la población las principales enfermedades reumatológicas simplificando en lo posible la terminología médica sin perder por ello el rigor científico.

Existen cientos de enfermedades reumáticas y nuestra intención no es hacer un tratado científico, por lo que hemos hecho una selección con aquellas que son más frecuentes y más conocidas por el gran público.

Buscando la amenidad y la facilidad de consulta hemos elaborado los capítulos en forma de preguntas y respuestas que faciliten la comprensión. Con este mismo propósito hemos incluido unas secciones de curiosidades y consejos prácticos (que esperamos que lo sean realmente).

A pesar de que hemos intentado por todos los medios de simplificar la información, muchas veces nos hemos encontrado con que no éramos capaces de contestar a las preguntas más sencillas sin extendernos en las explicaciones. Seguramente muchas veces habremos pecado por exceso. Para intentar paliarlo, en la medida de lo posible, decidimos esquematizar el texto para que el lector «pueda saltarse» todo aquello que no le interese.

Al final de cada capítulo hemos incluido una sección de cuestionarios de autoevaluación. Sabemos que muchos de los lectores a los que llegará este manual se consideran «médicos frustrados», unos apasionados de la medicina como nosotros que no tuvieron la oportunidad de estudiar esta carrera, pero que a pesar de ello no pierden la oportunidad de «emparse» de conocimientos siempre que pueden. A ellos les dedicamos esta sección. Con ella queremos ayudarles a que puedan valorar los conocimientos que han adquirido después de leer cada capítulo.

Hemos creído útil incluir al final un pequeño diccionario de términos médicos que les facilite la tarea de comprensión del texto.

Un consejo: no intente leer este libro como si se tratara de una novela. Ni los fans más incondicionales de la Medicina lo aguantarían.

Esperamos que toda la ilusión que hemos puesto en este manual sirva para acercar la medicina a los pacientes, pues sin ellos no existiría.

El autor.

¿Qué es el reuma?

La palabra «reuma» no aparece en los libros de Medicina, no es un término médico. La población general piensa que el reuma es una enfermedad dolorosa que aparece en los huesos y articulaciones habitualmente en personas mayores. La realidad es bastante diferente. En primer lugar, el reuma no existe, lo que existen son las enfermedades reumatológicas. Las enfermedades reumatológicas son un grupo de trastornos que tienen en común la afectación del aparato locomotor (huesos, músculos y articulaciones), aunque no de forma exclusiva. Se han descrito más de doscientas enfermedades reumatológicas. Todas tienen un origen, características, tratamiento y pronóstico propio. Algunas son más frecuentes en personas mayores, pero otras son propias de la adolescencia y de la infancia.

Todas las enfermedades reumatológicas tienen en común el hecho de que afectan a lo que los médicos llamamos el aparato locomotor formado por los huesos, los músculos y las articulaciones, pero algunas de ellas pueden afectar también a órganos internos como el corazón, los pulmones, los riñones, los ojos e incluso la piel. Por lo tanto, nunca se debe pensar que el reuma que uno sufre es igual al que tiene otra persona aunque sus síntomas sean parecidos.

Se calcula que afectan aproximadamente al 10 por 100 de la población y producen a menudo una limitación en su actividad cotidiana. En España el 40 por 100 de las incapacidades laborales permanentes en individuos de cincuenta a sesenta y cinco años tienen su origen en enfermedades reumáticas. Sin embargo, no siempre son invalidantes. A veces las enfermedades reumáticas aparecen una vez en la vida y desaparecen sin dejar secuelas, otras veces en cambio se con-

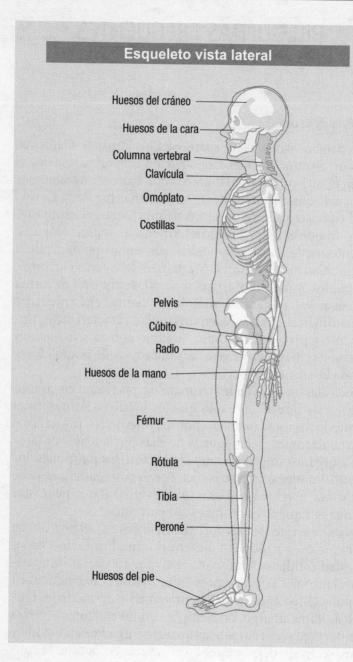

Esqueleto vista lateral

- Huesos del cráneo
- Huesos de la cara
- Columna vertebral
- Clavícula
- Omóplato
- Costillas
- Pelvis
- Cúbito
- Radio
- Huesos de la mano
- Fémur
- Rótula
- Tibia
- Peroné
- Huesos del pie

vierten en enfermedades crónicas que pueden producir síntomas durante toda la vida de forma continuada o de forma intermitente.

El origen de muchas de estas enfermedades es aún desconocido y se piensa que deben ser varios los factores responsables: genéticos, ambientales y endocrinos. En algunas es bastante clara la asociación familiar presentándose en varios individuos de la misma familia lo que no quiere decir que se «hereden» de forma «obligatoria».

¿Quién es y a qué se dedica un reumatólogo?

El reumatólogo es el médico especializado en diagnosticar y tratar las enfermedades médicas del aparato locomotor y por tanto de las enfermedades reumatológicas.

¿Cuál es la diferencia entre el traumatólogo y el reumatólogo?

Como hemos dicho, el reumatólogo es el médico especializado en diagnosticar y tratar las enfermedades reumatológicas. El traumatólogo en cambio es el cirujano de las alteraciones del aparato locomotor sean debidas o no a enfermedades reumatológicas.

¿Es verdad que las enfermedades reumáticas no se curan?

Rotundamente NO.

Las enfermedades reumatológicas siempre han arrastrado esta leyenda negra. Algunas con un tratamiento adecuado se curan para siempre, otras se pueden prevenir, como es el caso de la osteoporosis, otras no se curan pero con los tratamientos actuales es posible aliviar sus síntomas mejorando la calidad de vida de una manera sustancial evitando que la enfermedad domine la vida del paciente.

De cualquier forma en esto las enfermedades reumáticas no se diferencian del resto de las enfermedades. Tampoco se curan la diabetes o la hipertensión arterial por poner como ejemplo dos enfermedades muy frecuentes que están en la mente de todos. Son enfermedades crónicas que obligan al paciente a seguir un control y un tratamiento de por vida, o en el mejor de los casos a temporadas.

El frío y la humedad... ¿producen reuma?

NO.

Lo que hacen el frío y la humedad es empeorar los dolores en algunos pacientes que sufren enfermedades reumáticas, pero no las producen. Por poner un ejemplo, la artrosis, que es una de las enfermedades reumáticas más conocidas, no es más frecuente en Suecia que en España.

¿Cuándo se debe acudir al reumatólogo?

Siempre que se sufra inflamación de las articulaciones o dolor de huesos o en los músculos que no cure en un tiempo prudencial se debe acudir al reumatólogo.

¿Qué importancia tiene la dieta en el tratamiento de las enfermedades reumáticas?

La respuesta no es sencilla. Por un lado actualmente la dieta no juega un papel decisivo en el tratamiento de enfermedades como la gota, puesto que disponemos de fármacos muy efectivos para disminuir los niveles de ácido úrico. Sin embargo, en otras como la artrosis, la obesidad juega un papel muy importante en la calidad de vida del enfermo. En este caso, por ejemplo, la dieta para adelgazar jugaría un papel fundamental en el tratamiento.

¿Qué es una articulación?

Una articulación es la estructura que sirve de unión a dos huesos. Todos los huesos de nuestro cuerpo están unidos a través de articulaciones. En función del tipo de articula-

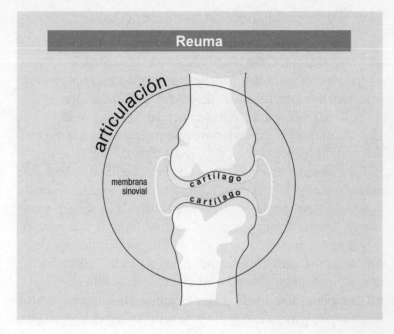

Reuma

articulación

membrana sinovial

cartílago

cartílago

ción que los une, existirá un mayor o menor grado de movilidad entre ambos. Sin las articulaciones no podríamos movernos.

Generalmente la articulación está formada por un cartílago que recubre al hueso y que tiene la particularidad de ser tremendamente resistente al roce. Permite que los huesos se desplacen uno sobre otro sin que se desgasten. Entre los cartílagos existe un líquido llamado líquido sinovial que sirve de lubricante protegiendo al cartílago del roce continuado además de nutrirlo. Hace las funciones del aceite que lubrica las piezas del motor de un coche.

¿Qué es el líquido sinovial?

Es el líquido que existe dentro de la articulación. Sirve para proteger el cartílago y nutrirlo. Está contenido por la llamada membrana sinovial que es la que lo produce.

¿Por qué se acumula líquido en una articulación?

Cuando se produce una agresión sobre la articulación por un golpe, una infección o cualquier otra circunstancia, se pone en marcha un mecanismo de defensa para intentar poner una solución. Ese mecanismo de defensa es la inflamación.

En contra de lo que se pueda pensar, la inflamación no es algo dañino, es la expresión de que nuestro organismo está intentando luchar contra algo que lo ataca.

Cuando nuestro cuerpo «se da cuenta» de que hay algo extraño a él pone en marcha una serie de mecanismos de defensa. En primer lugar, aumenta la llegada de sangre, y con ello de células defensivas (los glóbulos blancos), a la zona en la que se está librando la batalla. Al mismo tiempo, por otros mecanismos, aumenta la movilidad de estas células facilitando que lleguen a zonas a las que en condiciones normales no llegarían. Cuando el agresor es un agente infeccioso, estos mecanismos favorecen que «se le acorrale» y se le destruya, bien sea directamente o a través de los anticuerpos.

El resultado de todos estos sucesos es que la zona dañada aparezca hinchada, enrojecida y caliente. Cuando el agresor es un germen, a menudo aparece pus. El pus no es más que el conjunto de células defensivas y de los gérmenes, muertos y vivos. Es el campo de batalla de la infección.

El dolor no es más que la expresión de que algo no está bien. Es también un mecanismo de aviso por el que nuestro cuerpo nos da a entender que existe un problema. También el dolor tiene su razón de ser.

¿Qué es una radiografía?

Es una técnica que se basa en la distinta capacidad que tienen los diferentes tejidos para dejarse atravesar por los rayos X. Los tejidos más densos como el hueso no permiten que los rayos los atraviesen y los menos densos como el pulmón, sí que lo permiten.

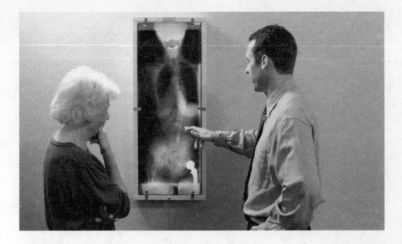

Al hacer una radiografía, sometemos al paciente a una cantidad de radiación y colocamos detrás una película fotográfica. Según la densidad de los tejidos, los rayos X atravesarán más o menos el cuerpo incidiendo sobre la película. Al revelarla obtenemos una imagen en negativo de la diferente densidad de los tejidos.

En una radiografía convencional, las zonas más densas aparecen blancas y las menos densas negras. El espectro va desde el tejido óseo que da el tono más blanco, hasta el aire, que da el tono más negro. Entre medias se encuentran el músculo y la grasa que dan densidades intermedias.

¿Qué es un TAC?

TAC son las iniciales de las palabras Tomografía Axial Computerizada. Un TAC (o una TAC) es lo mismo que un escáner. Es un tipo de radiografía especial con muchas ventajas frente a ésta.

Cuando vemos las imágenes de un TAC, vemos el interior del cuerpo. Es como si «nos cortaran en lonchas». Por supuesto, no nos cortan en lonchas, pero la imagen que obtenemos es así. Los diferentes tejidos aparecen con distintos tonos de grises en función de su respuesta a la radiación. En

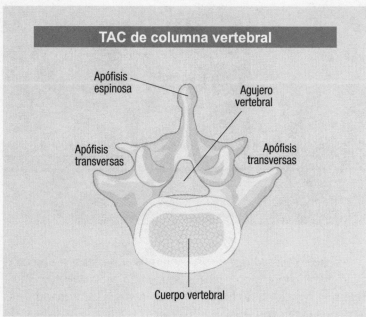

TAC de columna vertebral

Apófisis espinosa

Agujero vertebral

Apófisis transversas

Apófisis transversas

Cuerpo vertebral

una radiografía convencional, las distintas estructuras están superpuestas, en un TAC las vemos separadas.

El TAC nos permite ver estructuras que no podemos ver en una radiografía como el cerebro y la médula espinal. Obtenemos imágenes muy precisas de estructuras que apenas se insinúan de forma grosera en una radiografía como es el hígado, el corazón o los riñones. Y lo que es más importante, podemos ver que hay en el interior de todas estas estructuras.

La dosis de radiación que supone un TAC es variable según la zona de la que se trate. En una pierna o en el abdomen es similar a la de una radiografía convencional, pero en el tórax es varias veces superior.

¿Qué es una resonancia magnética?

La resonancia magnética es otra técnica radiológica. El mecanismo físico por el que se obtienen las imágenes es diferente al del TAC y al de las radiografías convencionales.

Permite ver estructuras que el TAC o las radiografías convencionales no son capaces de ver. Es especialmente útil en el cerebro o en la médula espinal, y a veces en el corazón.

¿Es mejor una resonancia magnética que un TAC, o un TAC mejor que una radiografía convencional?

NO. Eso sería como decir que un avión es mejor que un coche y un coche mejor que el metro. Depende de las circunstancias. Un avión es inútil para ir al parque que está al lado de nuestra casa, un coche es inútil para movernos en la ciudad cuando hay atascos, y a nadie se le ocurriría ir en metro a Suecia, por ejemplo.

Lo mismo ocurre con las técnicas radiológicas. Unas son mejores para ver unas cosas y otras para ver otras.

¿Qué es una gammagrafía ósea?

Una gammagrafía ósea es una prueba que utiliza isótopos para obtener imágenes. Los isótopos son unos elementos que pueden encontrarse en la naturaleza o bien pueden haber sido obtenidos mediante procesos de transformación de forma artificial. Los isótopos son radiactivos, es decir, tienen la propiedad de que emiten radiación, y esta radiación puede ser detectada.

En una gammagrafía administramos al paciente un isótopo. Según el isótopo del que se trate y la vía por la que lo administremos, éste irá a determinadas zonas del cuerpo, emitirá una radiación y nosotros la mediremos. Unos isótopos se acumulan en las zonas donde existe inflamación. La cantidad y el lugar en el que se acumule nos indicará dónde se encuentra dicha radiación y de que grado es. Otros isótopos se utilizan para ver el aporte de sangre a una zona, otros la cantidad de aire, etc.

Se puede hacer una gammagrafía de los huesos, de los pulmones, del corazón, del tiroides... En cada caso la información que obtenemos es diferente.

¿Qué es una densitometría?

Es una técnica que nos permite conocer la densidad del tejido óseo. Es la técnica diagnóstica por excelencia de la osteoporosis.

¿Qué es un anticuerpo?

Todos tenemos lo que se llama un sistema inmunitario y sin él no podríamos vivir. Es el que se encarga de defendernos de cualquier agresión, el que localiza el peligro, lo identifica y elabora la defensa más adecuada según sea éste.

El funcionamiento del sistema inmunitario es tremendamente complejo y aún nos queda muchísimo que aprender e investigar en este campo. Actualmente la ciencia es capaz de reconocer algunos de los hechos que tienen que ver con la respuesta inmune pero no es capaz de saber porqué tienen lugar.

El sistema inmune es capaz de luchar contra las agresiones de multitud de formas. Una de ellas es la producción de anticuerpos. Los anticuerpos son unos elementos que elabora el cuerpo contra un agresor de un tipo concreto, por ejemplo un virus. Cuando el organismo se ve expuesto a esta agresión concreta, manda los anticuerpos correspondientes al lugar en el que se encuentra. Los anticuerpos se unen al virus en cuestión y o bien lo destruyen o bien se unen a él indicando a las células defensivas que ése es el agente que hay que destruir.

El sistema inmune no «nace sabiendo», es decir, muchas veces tiene que ser expuesto a una determinada agresión para que pueda identificarla como tal y elaborar una respuesta (en este caso en forma de anticuerpos). Si no conocemos al enemigo no podemos luchar contra él. Por eso muchas veces podemos averiguar que un paciente ha pasado una enfermedad concreta, al comprobar que en su sangre hay anticuerpos contra ella.

¿Qué es un autoanticuerpo?

No se sabe la razón por la que a veces el sistema inmune identifica como un agresor un componente de su propio organismo. Al identificarlo como un agresor crea anticuerpos contra él. El organismo intenta defenderse de sí mismo.

Los autoanticuerpos son precisamente eso, anticuerpos que nuestro cuerpo fabrica y que están dirigidos contra algún elemento propio. Unas veces el ataque se elabora contra elementos de nuestra piel, otras veces de nuestros vasos sanguíneos. En otras ocasiones los autoanticuerpos circulan por nuestra sangre y allí donde se detienen comienza la batalla.

¿Qué es una enfermedad autoinmune?

Las enfermedades autoinmunes son aquellas que tienen su origen en una respuesta inmune anómala que hace que el sistema inmune que debería ser el defensor cambie sus papeles y sea el agresor. La mayoría de las veces el sistema inmune agrede a través de la formación de autoanticuerpos. Unas veces somos capaces de identificar algunos de estos anticuerpos y otras muchas no.

Como ya hemos señalado, no conocemos las razones por las que el sistema inmune se comporta de esta manera. No conocer las causas hace que sea sumamente difícil luchar contra ellas, por lo que este tipo de enfermedades siguen siendo a día de hoy unas grandes desconocidas.

¿Qué es un criterio diagnóstico?

Los criterios diagnósticos son las condiciones que deben cumplirse para que podamos decir que un paciente padece una determinada enfermedad.

Las enfermedades reumatológicas son extremadamente complejas, pueden producir una serie innumerable de síntomas, y la mayoría de las veces no es suficiente que un paciente tenga uno de ellos para que podamos afirmar que tiene una enfermedad en concreto. Por eso se elaboran las listas de criterios diagnósticos. Se hacen tras analizar un gran número de enfermos. Se estudia cuales son sus síntomas, con que frecuencia aparecen y se llega a la conclusión de que cuando un paciente cumple unos determinados criterios la probabilidad de que padezca esa enfermedad es altísima.

¿Qué significa «artritis»?

El sufijo «itis» en Medicina significa inflamación. Así, artritis significa inflamación de una articulación, hepatitis es una inflamación del hígado, gastritis es una inflamación del estómago, etc.

El sufijo «itis» simplemente significa inflamación, no la causa de la misma. La inflamación puede deberse a infinidad de motivos, desde una infección hasta un traumatismo o una sustancia tóxica, además de las consabidas enfermedades autoinmunes.

¿Qué es un antiinflamatorio?

Como su propio nombre indica, un antiinflamatorio es algo que combate la inflamación. Puede tratarse de un fármaco o de cualquier otra medida. Por ejemplo, la aplicación de hielo sobre una zona inflamada es una medida antiinflamatoria.

Los fármacos antiinflamatorios que más se emplean en la práctica médica actualmente son los llamados antiinflamatorios no esteroideos. El nombre hace relación al mecanismo por el que actúan y sirve para diferenciarlos de otro importantísimo grupo de fármacos con propiedades antiinflamatorias, que son los esteroides.

Existe un gran número de antiinflamatorios no esteroideos y continuamente la industria farmacéutica investiga buscando nuevas formulaciones que superen a las ya existentes, con menos efectos secundarios, mejor tolerancia y mejores propiedades.

Su utilidad es tan grande y su uso tan extendido que es posible que a Usted le suenen algunos de sus nombres genéricos. Pertenecen a este grupo el ibuprofeno, el naproxeno y la indometacina.

Habitualmente su eficacia es similar y no hay uno mejor o más potente que otro. Muchas veces encontramos que uno de ellos es más eficaz que otro en un paciente mientras que en otro paciente ocurre lo contrario.

¿Qué efectos secundarios pueden tener los antiinflamatorios no esteroideos?

Los efectos secundarios de los antiinflamatorios no esteroideos más temidos son, sin duda, los que tienen que ver con los sangrados digestivos. El sangrado digestivo no se produce únicamente por acción directa sobre la mucosa gástrica, es decir, el riesgo existe aunque el medio de administración sea una inyección intramuscular.

Los antiinflamatorios no esteroideos actúan sobre la barrera protectora del estómago dejando expuesta la mucosa al ácido que contiene, de modo que el ácido actúa como un corrosivo y se produce la hemorragia.

Recientemente han aparecido en el mercado nuevos antiinflamatorios no esteroideos que actúan por un mecanismo ligeramente distinto, lo que *a priori* parecía que se iba a relacionar con una menor incidencia de complicaciones hemorrágicas digestivas. Con el paso del tiempo se ha visto que esto no está nada claro y que de momento no disponemos de ningún fármaco de esta familia que reduzca sensiblemente el riesgo de esta complicación.

El sangrado digestivo no es el único efecto secundario indeseable de estos fármacos. Pueden producir daño renal y recientemente se ha visto que en pacientes con problemas cardíacos pueden precipitar descompensaciones.

No obstante, su utilidad y eficacia como antiinflamatorios está fuera de toda duda y hoy por hoy son absolutamente imprescindibles en el tratamiento de multitud de trastornos.

Su médico debe ser el encargado de sopesar los riesgos y los beneficios de su administración en cada caso particular.

¿Qué es un corticoide?

Los corticoides son sustancias con una estructura y propiedades comunes. Nuestro organismo produce corticoides en una glándula llamada glándula suprarrenal. Son necesarios para la vida. Las glándulas suprarrenales tienen forma de gorro y están situadas encima de ambos riñones.

Los esteroides tienen propiedades antiinflamatorias pero sus efectos en el organismo son múltiples y tremendamente variados, por lo que sus efectos secundarios son igualmente numerosos. Actúan a nivel del sistema inmune y el metabolismo, son broncodilatadores y por supuesto antiinflamatorios.

¿Qué efectos secundarios pueden tener los corticoides?

Enumerar aquí los efectos secundarios de los corticoides nos ocuparía un tratado entero. Tanto su administración prolongada como su retirada brusca cuando se han estado tomando un tiempo prolongado pueden ocasionar problemas. Cuando administramos a un paciente esteroides de forma continuada, sus glándulas suprarrenales dejan de producirlos y al retirarlos se produce la llamada insuficiencia suprarrenal que no es más que una carencia de estos elementos.

Los esteroides pueden descompensar una diabetes, producir inmunodeficiencia, problemas musculares, hepáticos e incluso psiquiátricos por mencionar algunos de una larga lista.

Pero como ocurre con los antiinflamatorios no esteroideos su utilidad en el tratamiento de multitud de enfermedades es incuestionable y la mayoría de las veces no es posible prescindir de ellos a pesar de los efectos secundarios que causan.

¿Para qué sirve la fisioterapia?

En las enfermedades reumatológicas la utilidad de la fisioterapia es especialmente importante. Tanto desde el punto de vista físico como desde el punto de vista mental, la fisioterapia favorece la recuperación de la movilidad del paciente y la integración en sus actividades cotidianas. Muchas veces la fisioterapia consigue lo que no consiguen los fármacos e incluso cuando estos son imprescindibles disminuye sus requerimientos. El paciente necesita menos analgésicos.

La fisioterapia logra también retrasar la evolución de algunas enfermedades, ayuda a corregir posturas y hábitos, reforzar la musculatura para proteger las articulaciones lo que retrasa su deterioro.

¿Es lo mismo «curación» que «remisión»?

Hablamos de curación cuando una enfermedad ha desaparecido. Sin embargo, hay veces que por la propia naturaleza de la enfermedad, de lo único que estamos seguros es de que ha desaparecido «de momento». No podemos estar seguros de que no va a reaparecer puesto que no hemos sido capaces de eliminar la causa que la produjo, especialmente cuando simplemente es porque la desconocemos. Por eso en estas circunstancias decimos que la enfermedad se encuentra en remisión. Esto sucede así en gran número de enfermedades reumáticas en las que, como ya hemos explicado, aún no conocemos el mecanismo que las desencadena. No obstante, hay remisiones que duran toda la vida... lo que equivale a una curación.

¿Qué significa «pronóstico»?

Cuando los médicos hablamos de pronóstico nos estamos refiriendo a qué es lo que suele pasar en el futuro. Cuando decimos que el pronóstico de un paciente es bueno queremos decir que las probabilidades de que se cure sin secuelas es alta.

En Medicina nunca existe un sí o un no absolutos. Se dice que no existen enfermedades, sino enfermos. El médico no posee una bola mágica para adivinar el futuro. En base a sus conocimientos y experiencia personal, sabe que la mayoría de los pacientes con una determinada enfermedad y un determinado tratamiento se curan... o no. Nunca existe una seguridad del 100 por 100, siempre puede haber una excepción a la norma.

Usted o alguien cercano a usted habrá pasado por la experiencia de hablar con un médico, y que al preguntarle por el pronóstico de una enfermedad o por la efectividad de un tratamiento le habló en términos de porcentajes. «El tratamiento tal es efectivo en el 90 por 100 de los casos». El suyo puede estar entre ese 90 por 100, o entre el 10 por 100 en el que no es efectivo. Eso nadie puede saberlo.

Con esto no pretendemos transmitir una sensación de inseguridad sobre lo que puede usted esperar de su médico, sino simplemente que sea consciente de las limitaciones de la Medicina y de que un pronóstico nunca es una sentencia firme, sino solamente una estadística.

ARTROSIS

¿Qué es la artrosis?

Es la enfermedad articular más frecuente en el ser humano. La alteración inicial aparece en el cartílago. El cartílago es una estructura que recubre el hueso a nivel de las articulaciones actuando como un amortiguador. En la artrosis se produce un desgaste del cartílago por lo que se acaba afectando el hueso que encuentra por debajo y la articulación deja de funcionar correctamente.

¿Por qué aparece la artrosis?

En su aparición influyen factores genéticos, la obesidad, los traumatismos y el uso excesivo de determinadas articulaciones (la artrosis de tobillo es frecuente en los bailarines de ballet, la de codo en los lanzadores de béisbol, la de las articulaciones de las manos entre los boxeadores). Aún así lo más habitual es que aparezca sin ninguna causa clara. Lo que está claro es que la edad es el factor de riesgo más importante para padecer artrosis. En un estudio se ha visto que el 2 por 100 de las mujeres menores de cuarenta y cinco años presentan signos de artrosis en las radiografías, mientras que en mayores de sesenta y cinco se observan hasta en el 86 por 100.

En las personas mayores la artrosis de cadera es más frecuente en los hombres, mientras que las mujeres padecen más la artrosis en las articulaciones de las manos.

¿Qué síntomas presenta el paciente con artrosis?

Las articulaciones se vuelven rígidas sobre todo por la mañana o tras un período de inactividad, como un viaje en coche, pero esta rigidez no suele durar más de veinte minutos.

Es típico que las articulaciones duelan más al usarlas y el dolor se alivie con el reposo. Es muy característica la sensación de que los huesos se rozan entre sí cuando movilizamos una articulación con artrosis. En fases avanzadas produce deformidades importantes. Las articulaciones que se afectan con más frecuencia son las de las manos, la cadera, las rodillas y la columna vertebral.

El cartílago no tiene terminaciones nerviosas, es decir «no duele». Lo que duele es el periostio (la cubierta de los huesos), la distensión de la cápsula que recubre la articulación o la inflamación de la misma.

No existe una relación directa entre la gravedad de la artrosis en las radiografías y los síntomas que produce. Es decir, muchos pacientes con alteraciones radiográficas que indican una artrosis grave, no tienen síntomas. No se sabe porqué unas personas sufren más dolor e incapacidad que otras. Unas veces esto tiene que ver más con la debilidad muscular que con las alteraciones óseas.

¿Cómo se diagnostica la artrosis?

No existen análisis que nos indiquen cuando una persona sufre o no artrosis. El diagnóstico se realiza en base a los síntomas y a las alteraciones que podamos ver en las radiografías. Sin embargo, ya hemos señalado que existe una gran disparidad entre los hallazgos radiográficos y los síntomas. En las fases iniciales las radiografías pueden ser normales. Otras técnicas como la resonancia magnética o la ecografía tampoco son útiles.

¿Cuál es el tratamiento de la artrosis?

Con el tratamiento intentamos aliviar el dolor, mantener la movilidad de las articulaciones y disminuir la incapacidad que produce.

Las malas posturas pueden producir o agravar una artrosis. Se debe intentar no sobrecargar las articulaciones afecta-

das perdiendo peso cuando exista obesidad, evitando arro-
dillarse cuando se padece artrosis de rodilla o con el uso de
bastones en el caso de artrosis más severas de cadera o rodilla (en el lado sano).

Son beneficiosos los períodos de reposo a lo largo del
día pero no los períodos de inmovilidad prolongados, salvo
en casos especiales. La falta de uso de la articulación produce la debilidad de la musculatura. Cuando los músculos
que rodean una articulación se debilitan, el cartílago queda
aún más desprotegido y su desgaste se intensifica. En
pacientes con artrosis de rodilla el refuerzo de la musculatura que rodea la articulación puede aliviar en unas semanas el dolor tanto como la medicación (no exenta de efectos secundarios).

El calor sobre la articulación puede reducir el dolor y la
rigidez, aunque a veces es más efectivo el frío que el calor. Se
pueden utilizar el agua caliente, los paños calientes o la
manta eléctrica. Otros métodos son los baños de parafina
para las manos, los ultrasonidos y los rayos infrarrojos.

Es fundamental hacer ejercicio para fortalecer los músculos y mantener la movilidad de las articulaciones. Los ejercicios deben ser suaves para no forzar las articulaciones y
no provocar dolor. Son muy recomendables la natación y
los paseos suaves, también existen tablas de ejercicios indi-
cados para cada caso que los pacientes pueden realizar en
su casa.

Todas estas medidas son más importantes que el tratamiento con fármacos. Los fármacos que se usan son analgésicos y antiinflamatorios. A la larga, como su uso suele ser
muy prolongado, suelen producir efectos secundarios como
problemas gastrointestinales.

La cirugía se reserva para aquellos casos graves que no
responden al tratamiento médico. Las técnicas quirúrgicas
dependen de los casos. Unas veces intentan recuperar la
estructura de la articulación para detener su degeneración y
otras sustituir las estructuras dañadas mediante prótesis.

¿Se cura la artrosis?

La idea de que la artrosis es una enfermedad que progresa inexorablemente es falsa. En muchas personas se estabiliza y a veces incluso mejora, no sólo el dolor sino también las alteraciones radiográficas.

CUESTIONARIO

1. **Señale la respuesta correcta:**
   a) La artrosis es una enfermedad rara.
   b) La artrosis es una enfermedad exclusiva de las personas ancianas.
   c) La artrosis es la enfermedad articular más frecuente en los seres humanos.
   d) El frío y la humedad producen artrosis.
   e) La artrosis se cura en la playa.

2. **Señale la respuesta correcta:**
   a) La artrosis comienza con el desgaste de los huesos.
   b) La artrosis se inicia por desgaste en el cartílago que recubre los huesos.
   c) La artrosis puede afectar al hígado, los pulmones o el corazón.
   d) La causa de la artrosis es una infección por bacterias.
   e) La causa de la artrosis es una infección por virus.

3. **Señale la respuesta correcta:**
   a) El factor de riesgo más importante para la aparición de la artrosis es la edad.
   b) El uso excesivo de una articulación no tiene nada que ver con la artrosis.
   c) La artrosis es una enfermedad propia de niños.
   d) Los deportistas nunca padecen artrosis.
   e) Los traumatismos no son causa de artrosis.

4. **Señale la respuesta correcta:**
   a) Los pacientes que padecen artrosis se levantan bien por las mañanas pero a lo largo del día van presentando rigidez en la articulación afectada.
   b) Los pacientes con artrosis lo que presentan es rigidez matutina que va disminuyendo con la actividad.

c) En las artrosis las articulaciones duelen más en reposo.

d) Es habitual que la artrosis produzca fiebre.

e) La artrosis normalmente se hereda.

5. **Señale la respuesta correcta:**

a) Como el origen de la artrosis es el desgaste del cartí- lago, lo que les duele a estos pacientes es precisamente eso, el cartílago.

b) A pesar de que el origen es el desgaste del cartílago, como este carece de terminaciones nerviosas, lo que les duele es el periostio (la envoltura de los huesos).

c) El origen del dolor en la artrosis es la inflamación de los músculos.

d) El dolor de las articulaciones es una invención de los pacientes para llamar la atención.

e) La dieta es fundamental en el control del dolor de las articulaciones afectadas por artrosis.

6. **Señale la respuesta correcta:**

a) Cuantas más alteraciones tiene un paciente en las radiografías, más dolores presenta.

b) No existe una clara correlación entre las alteraciones de las radiografías y los síntomas de los pacientes.

c) Cuando un paciente se queja de síntomas compatibles con artrosis pero sus radiografías son normales, pode- mos decir con toda seguridad que está simulando.

d) Para diagnosticar la artrosis lo fundamental es realizar un análisis de sangre.

e) Para diagnosticar la artrosis es imprescindible realizar un análisis de orina.

7. **Señale la respuesta correcta:**

a) Debemos recomendar a los pacientes con artrosis que eviten movilizarse, pues el movimiento de las articula- ciones les causa dolor.

b) La base del tratamiento de la artrosis son los antibió- ticos.

c) La mejor recomendación para el paciente con artrosis es que haga ejercicio intenso como boxeo, carreras de velocidad o aerobic.
d) Para el tratamiento del paciente con artrosis es fundamental que haga ejercicio suave e intente no sobrecargar la articulación dañada.
e) Lo mejor para la artrosis es la dieta sin sal.

GOTA

¿Qué es la gota?

La gota es una enfermedad reumática producida por el depósito de cristales de ácido úrico en determinados tejidos del organismo como son las articulaciones, los huesos, la piel y los riñones.

Es siete veces más frecuente en hombres que en mujeres y se calcula que afecta a tres de cada mil personas.

La gota es un reflejo de la existencia de valores elevados de ácido úrico en la sangre (hiperuricemia), pero sólo un pequeño porcentaje de las personas con ácido úrico elevado llegan a presentar gota.

¿Por qué se produce la hiperuricemia?

En nuestro organismo las células nacen y mueren constantemente. En el núcleo de las células existen unas sustancias llamadas purinas que al ser destruidas producen unos residuos en forma de ácido úrico.

Cuando se produce un exceso de ácido úrico, por ejemplo por seguir una dieta que contenga gran cantidad de purinas, o bien cuando su eliminación no es suficiente por parte del riñón, puede cristalizar y depositarse en las articulaciones apareciendo la gota.

La hiperuricemia se produce por una alteración del metabolismo que hace que se produzcan acúmulos de cristales en el líquido sinovial produciendo ataques agudos de artritis (gota). Pero ésta no es la única alteración que puede ocurrir, también pueden formarse cálculos renales de ácido úrico y depósitos debajo de la piel que producen bultos llamados tofos.

¿Qué debemos hacer cuando tenemos hiperuricemia?

La hiperuricemia no representa necesariamente una enfermedad ni requiere por sí misma tratamiento.

Cuando se detectan niveles elevados de ácido úrico en sangre lo que hay que buscar son las causas, y en función de cuales sean y de las posibles consecuencias que pueda producir en cada persona decidir si se le debe o no dar tratamiento.

Son muchas las causas que pueden aumentar los niveles de ácido úrico en sangre: enfermedades hereditarias, fármacos, gran número de enfermedades de la sangre, la insuficiencia renal y la ingesta de alcohol y cerveza. Algunos alimentos como las vísceras de animales, los mariscos, la carne de caza y los derivados del cerdo, son especialmente ricos en purinas.

Cuanto mayores son los niveles de ácido úrico en sangre, mayores son las probabilidades de que una persona padezca gota.

¿Qué síntomas padece el enfermo con gota?

La mayoría de los ataques de gota se dan por primera vez en personas que llevan entre veinte y cuarenta años con hiperuricemia. Esto suele ocurrir entre los cuarenta y sesenta años en los hombres y después de la menopausia en las mujeres.

El primer ataque de gota suele aparecer de forma explosiva y es muy doloroso. El dolor es atroz y se acompaña de hinchazón intensa de una articulación que además aparece caliente y enrojecida. Puede presentarse algo de fiebre. Si no se da ningún tratamiento los síntomas se hacen más intensos en uno o dos días, y después desaparecen paulatinamente entre siete a diez días.

Normalmente el primer ataque afecta sólo a una articulación que suele ser de las piernas. En más de la mitad de los pacientes su primer ataque de gota afectó al dedo gordo del pie, y el 90 por 100 de los gotosos tendrán alguna vez en su vida un ataque en este lugar. Sin embargo, hay ataques de gota que afectan varias articulaciones al mismo tiempo. Son lo que se denominan presentaciones poliarticulares. Son bastante más raras y cuando aparecen son más frecuentes en mujeres.

Cualquier circunstancia que produzca un aumento o descenso rápido en los niveles de ácido úrico en la sangre puede desencadenar un ataque de gota. En teoría parece que las elevaciones bruscas de urato en sangre conducen a una formación de cristales y que los descensos hacen que esos cristales se disuelvan en parte y se destruyan parcialmente los que se habían formado. Son muchas las circunstancias que desencadenan un ataque de gota como el estrés, la hospitalización, los traumatismos (golpes), el padecer una infección o una intervención quirúrgica, el ayuno, la pérdida de peso, las comidas copiosas, el alcohol y numerosos medicamentos. De todos ellos los más importantes son los medicamentos y la hospitalización. Entre el 20 y el 86 por 100 de las personas gotosas (que ya han presentado alguna vez un ataque de gota) que tienen que ingresar en un hospital por cualquier razón tendrán la mala fortuna de experimentar otro ataque de gota durante su ingreso.

Hay ocasiones en las que cuando medimos los niveles de ácido úrico en sangre en una persona que está presentando un ataque de gota nos encontramos con la sorpresa de que estos son normales. Lo que sucede es que esa persona tiene habitualmente hiperuricemia pero que un descenso brusco ha desencadenado el ataque, con lo que una vez superado nos encontramos unos niveles elevados. Sin embargo, otras veces por más que repetimos una y otra vez los consabidos análisis de sangre nunca detectamos hiperuricemia a pesar de que el paciente ha presentado un ataque de gota. Lo que ocurre en esta ocasión es que los niveles altos de uratos están en la misma articulación y no en la sangre.

Algunas personas tienen la «fortuna» de tener un único ataque de gota en toda su vida, sin embargo, otras tendrán la desgracia de sufrirlos varias veces. El intervalo de tiempo entre el primer ataque y el segundo puede ser de hasta cuarenta años, pero esto no es, ni mucho menos, lo más frecuente.

Habitualmente tres cuartas partes de los pacientes que tienen un primer ataque vuelven a presentarlo antes de que hayan pasado dos años del primero. Al principio de la enfermedad entre un ataque y otro el paciente no tiene ningún síntoma pero si no se administra tratamiento estos períodos sin síntomas se van haciendo cada vez más cortos, los ataques se hacen más frecuentes y prolongados, afectando cada vez a más articulaciones pero son menos intensos. Al final aparece lo que se llama la gota crónica. En esta última fase el paciente tiene dolor continuo poco intenso y en varias articulaciones que puede acompañarse o no de inflamación a esos niveles. Cuando se llega a esta etapa aparecen los llamados tofos que no son más que el resultado de los depósitos de cristales en las articulaciones en forma de bultos que las deforman.

¿Cómo puede afectarse el riñón con el ácido úrico?

Como ya explicamos al principio, la gota es una manifestación de la hiperuricemia, y ésta puede producir otras alteraciones además de los ataques de gota. Una de ellas son los cálculos renales que pueden ocasionar cólicos nefríticos. Es frecuente que los pacientes gotosos los presenten pero no siempre los cálculos son de ácido úrico, hasta el 15 por 100 de los cálculos están formados por otras sustancias. Es más, los cálculos de ácido úrico pueden aparecer en personas sin otros síntomas de gota e incluso sin hiperuricemia.

En casos de gota grave y de larga evolución puede afectarse el riñón en sí. Esto no es muy frecuente. A veces puede incluso que el paciente no haya sufrido nunca un ataque de gota antes pero el ácido úrico se ha ido depositando en sus riñones causando la denominada nefropatía por urato. No obstante, recalcamos de nuevo que esta situación es bastante rara.

¿Cuál es el tratamiento de la gota?

Lo primero que debe hacer el médico para tratar una gota es diagnosticarla. Esto que parece obvio no lo es tanto. El diagnóstico de certeza debe hacerse realizando una punción de la articulación inflamada para extraer líquido, observarlo al microscopio y ver en él los famosos cristales de urato. Sin embargo, cuando nos encontramos ante un paciente que tiene una articulación inflamada bruscamente con niveles elevados de ácido úrico en la sangre y que mejora espectacularmente con un tratamiento llamado colchicina, las probabilidades de que nos encontremos ante un ataque de gota son altísimas. A veces se prefiere realizar así el diagnóstico (de una forma menos «agresiva») que hacer una punción de la articulación para ver los cristales o bien no se dispone de los medios para realizar este último procedimiento. Sin embargo, ya hemos señalado que a veces en los ataques de gota los niveles de ácido úrico en sangre no están elevados en ese momento y además hay otras enfermedades en las que también se produce mejoría cuando damos colchicina, por eso la única forma fiable de llegar al diagnóstico es mediante la punción.

Una vez que tenemos seguro el diagnóstico de artritis gotosa podemos optar por tres tipos de tratamiento: la colchicina que ya hemos mencionado, los antiinflamatorios no esteroideos y los corticoides inyectados en la articulación. Todos ellos son eficaces si se administran precozmente pero ninguno de ellos actúa rápidamente si se administra en una fase tardía del ataque.

La colchicina es la que siempre se ha administrado tradicionalmente en los ataques agudos de gota. Es muy eficaz. Es lo que los médicos llamamos el fármaco de elección (el más indicado) en los pacientes que no están ingresados o en los que no tenemos un diagnóstico de certeza. Si estamos completamente seguros del diagnóstico (hemos realizado una punción del líquido articular y hemos visualizado en él los cristales de urato) es preferible usar los antiinflamatorios no esteroideos porque se toleran mejor que la colchicina (que produce náuseas, vómitos y dolor abdominal). Las inyecciones de corticoides intraarticulares suelen reservarse para aquellos pacientes que no pueden tomar comprimidos, cuando hay otros problemas que nos impiden usar la colchicina y los antiinflamatorios no esteroideos o en los casos que no mejoran con los otros tratamientos.

El tratamiento de la hiperuricemia

Durante mucho tiempo se ha pensado que como los niveles elevados de ácido úrico en la sangre podrían acabar desembocando en una gota o en una enfermedad renal era conveniente poner tratamiento a todas las personas en las que se detectaran. Sin embargo, hoy en día, después de realizar numerosos estudios se ha visto que la mayoría de las personas que presentan hiperuricemia nunca presentarán gota, y que hasta que no se produce el primer episodio de gota los pacientes no tienen ninguna alteración. Es excepcional que sea necesario poner tratamiento para disminuir los niveles de ácido úrico a una persona que jamás ha tenido ningún problema en relación con ellos.

Una vez que se ha producido el primer ataque de gota ha llegado el momento de decidir si empezamos el tratamiento para la hiperuricemia. El tratamiento se hace con otros fármacos diferentes a los que hemos comentado y tenemos que emplearlos siempre que el enfermo ya ha tenido varios ataques de gota, cuando ya tiene tofos o cuando además de la gota tiene cálculos renales.

Aunque los fármacos actuales son muy efectivos para disminuir los niveles de ácido úrico, una dieta baja en purinas puede ayudar a prevenir los ataques. A continuación exponemos una tabla de alimentos ricos y pobres en ácido úrico. Siempre es útil beber agua abundantemente puesto que el ácido úrico se elimina por la orina y ayuda a disolver los cálculos.

DIETA PARA LA GOTA	
Alimentos ricos en ácido úrico	Alimentos pobres en ácido úrico
Apio, berro, espárragos, espinacas, guisantes, judías verdes y blancas lechugas, lentejas, perejil, rábano.	Arroz, pastas. Tapioca, alcachofa, champiñón, calabaza, cebolla, remolacha, col tomate, pepino. Maíz, harina, pan, cereales.
Carne de cerdo semigrasa, ternera (vísceras), vaca (vísceras), ganso, pollo (vísceras), embutidos. Sardinas, anchoas, trufa, mariscos.	Huevos. Azúcar (derivados). Frutas. Productos lácteos. Café, té.

Tipos de alimentos

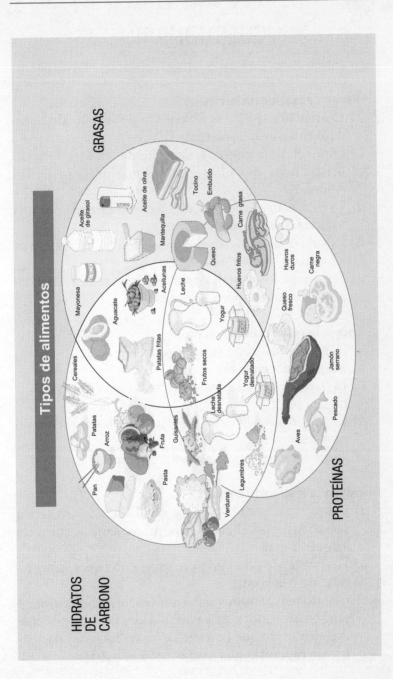

HIDRATOS
DE
CARBONO

GRASAS

PROTEÍNAS

CUESTIONARIO

1. **Escoja la respuesta correcta:**
   a) El origen de la gota es el depósito de cristales de colesterol en las articulaciones.
   b) El origen de la gota es el depósito de cristales de ácido úrico en las articulaciones, los huesos, la piel y los riñones.
   c) La gota es una enfermedad infecciosa causada por una bacteria llamada estafilococo.
   d) La gota es una enfermedad infecciosa que se transmite a través de las comidas.
   e) En la gota, los cristales de ácido úrico se depositan en las articulaciones y en el corazón.

2. **Escoja la respuesta correcta:**
   a) La gota es una enfermedad típica de niños.
   b) Sólo aparece en la raza blanca.
   c) Es treinta veces más frecuente en mujeres que en hombres.
   d) La gota es siete veces más frecuente en hombres que en mujeres.
   e) Todos los enfermos de diabetes padecen gota.

3. **Escoja la respuesta correcta:**
   a) Cuanto más elevados son los niveles de colesterol en la sangre más posibilidades tiene un paciente de sufrir un ataque de gota.
   b) Los niveles de ácido úrico en sangre no tienen ninguna relación con la gota.
   c) Cuanto más elevados son los niveles de ácido úrico en sangre mantenidos, más posibilidades tiene un paciente de sufrir un ataque de gota. De hecho todos los pacientes con hiperuricemia acaban sufriendo gota.

d) Cuanto más elevados son los niveles de ácido úrico en sangre mantenidos, más posibilidades tiene un paciente de sufrir un ataque de gota. No obstante, sólo un pequeño porcentaje de los pacientes con hiperuricemia acaban sufriendo gota.

e) La gota es una enfermedad exclusiva de ricos.

4. **Escoja la respuesta correcta:**
   a) Como la hiperuricemia se relaciona con la gota. Todos los pacientes con niveles elevados de ácido úrico en la sangre deben comenzar de inmediato a tomar medicación.
   b) Las personas con hiperuricemia son enfermos.
   c) La hiperuricemia no representa por sí misma una enfermedad ni requiere necesariamente tratamiento.
   d) La única causa de hiperuricemia es una dieta inadecuada.
   e) Todos los pacientes con niveles altos de ácido úrico en sangre son gordos.

5. **Escoja la respuesta correcta:**
   a) Son alimentos ricos en ácido úrico los mariscos, los derivados del cerdo, la cerveza, los espárragos, los guisantes y la carne de caza.
   b) Son alimentos ricos en ácido úrico: el arroz, las pastas, el tomate, el pepino, el pan, los cereales y los champiñones.
   c) Los pacientes con hiperuricemia deben evitar los huevos, los productos lácteos, el café y el té.
   d) La dieta no tiene nada que ver con la gota y con la hiperuricemia.
   e) Lo que debe hacer el paciente con un ataque de gota es no comer nada hasta que se le pase.

6. **Escoja la respuesta correcta:**
   a) El primer ataque de gota suele ser leve y consistir en un dolor ligero a nivel del dedo pulgar de la mano derecha.

b) El primer ataque de gota suele afectar a varias articulaciones, que se deforman de repente.

c) El primer ataque de gota suele ser explosivo, muy doloroso y en el 50 por 100 de las ocasiones afectar al primer dedo de uno de los pies (el dedo gordo).

d) El primer síntoma de un ataque de gota es el dolor abdominal y los vómitos.

e) La gota no duele.

7. **Escoja la respuesta correcta:**

a) El diagnóstico más fiable de una artritis por ácido úrico es medir sus niveles en sangre justamente en el momento en el que el paciente está sufriendo un ataque de gota.

b) La mejor técnica diagnóstica de un ataque de gota es realizar una resonancia magnética.

c) La forma menos cruenta de diagnosticar una gota es darle al paciente durante un ataque una aspirina, si se le pasa, es que se trataba de un ataque de gota.

d) El diagnóstico de certeza de una artritis por ácido úrico es la punción de la articulación y la observación de los cristales al microscopio.

e) Es imposible diagnosticar una artritis por ácido úrico.

OSTEOPOROSIS

¿Qué es la osteoporosis?

Es una enfermedad en la que se pierde masa ósea. El hueso se vuelve poroso y frágil con lo que aumenta el riesgo de que aparezcan fracturas.

¿A quién afecta la osteoporosis?

Afecta a una de cada cuatro mujeres y a uno de cada cuatro hombres una vez que se superan los cincuenta años. En España se calcula que existen más de tres millones y medio de personas que la padecen, la mayoría de las cuales son mujeres.

¿Porqué aparece la osteoporosis?

Durante la infancia y la adolescencia se forma el esqueleto que deberá soportarnos durante el resto de nuestra vida. En estas etapas las necesidades de calcio son mayores que en el resto de nuestra vida, por lo que una dieta rica en calcio será la mejor inversión para que llegados a la edad adulta no seamos víctimas de la osteoporosis.

Las mujeres durante su etapa fértil tienen en los estrógenos a su mejor aliado en la lucha contra la osteoporosis, pero cuando llegan a la menopausia disminuye la secreción de estrógenos y el hueso se destruye a mayor velocidad. Es por esta razón por lo que es tan frecuente que las mujeres mayores de sesenta y cinco años sufran osteoporosis. El tratamiento hormonal sustitutivo tiene en parte la finalidad de frenar este proceso.

Además se ha visto que también influye en su aparición la herencia, la raza (es más frecuente en la raza blanca y en la amarilla) y la ingesta excesiva de alcohol, de tabaco y de cafeína.

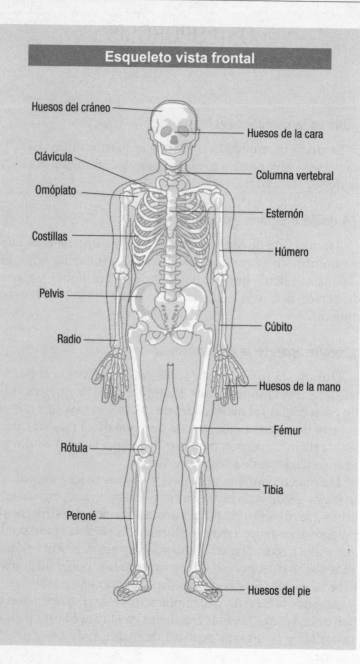

Esqueleto vista frontal

- Huesos del cráneo
- Huesos de la cara
- Clávicula
- Columna vertebral
- Omóplato
- Esternón
- Costillas
- Húmero
- Pelvis
- Cúbito
- Radio
- Huesos de la mano
- Fémur
- Rótula
- Tibia
- Peroné
- Huesos del pie

Algunos medicamentos como los corticoides o los anticoagulantes cuando se usan de forma prolongada también tienden a aumentar el riesgo de padecer osteoporosis. No obstante, este es un efecto secundario que aunque no es deseable no puede ser la razón para rechazar estos tratamientos. Debe ser su médico el que ponga en una balanza los riesgos y beneficios de instaurarle estos tratamientos, que por otro lado son de una gran eficacia para tratar multitud de enfermedades.

Aumentan el riesgo de padecer osteoporosis otras enfermedades que afectan al tiroides, a las glándulas paratiroides, a las glándulas suprarrenales, la diabetes, las enfermedades crónicas del hígado u otras que disminuyen la absorción de calcio en el intestino.

¿Existe un solo tipo de osteoporosis?

En función de su causa, los médicos distinguimos varios tipos de osteoporosis.

Tipo I o postmenopáusica:

Aparece entre los cincuenta y los setenta y cinco años. Se relaciona con el brusco descenso de estrógenos que se produce en la menopausia. En los primeros ocho a diez años tras la menopausia es cuando más rápidamente se pierde masa ósea. Después la pérdida es más lenta y está en relación con la edad más que con los niveles de hormonas.

Son frecuentes las fracturas del antebrazo y las fracturas por aplastamiento de las vértebras.

Tipo II o senil:

Aparece a partir de los setenta o setenta y cinco años. Está relacionada con la edad, la dieta pobre en calcio, tomar poco el sol y la falta de ejercicio, y no ya con los estrógenos. Se debe fundamentalmente al envejecimiento.

La fractura más frecuente en este grupo es la de fémur.

Secundaria:

Es la que aparece en relación con la toma de algunos fármacos como los corticoides, con el alcoholismo, la inmovilización prolongada o algunas enfermedades del tiroides. También se produce osteoporosis en enfermedades gastrointestinales en las que existen problemas de absorción del calcio y de la vitamina D como en la enfermedad de Crohn o en la enfermedad celíaca, o en hepatitis crónicas, en pacientes a los que se les ha trasplantado el hígado, con insuficiencia renal crónica, en las personas con síndrome de Down y en una larga lista de enfermedades.

¿Qué síntomas produce la osteoporosis?

Ninguno... hasta que aparecen las fracturas.

En personas con osteoporosis nos podemos encontrar con que disminuyen de estatura (a veces hasta 20 cms) a consecuencia de pequeñas fracturas (microfracturas) que van aplastando las vértebras. Otras veces aparece lo que se llama la «joroba de la viuda» también por aplastamientos vertebrales y que cuando es muy acusada puede producir problemas respiratorios. A menudo los pacientes se quejan de dolor de espalda, unas veces brusco y otras continuo, a nivel de la columna dorsolumbar. Es consecuencia de microfracturas o a aplastamientos vertebrales. En unas ocasiones aparece en relación con pequeños golpes y en otras sin una causa aparente.

¿Cómo se diagnostica la osteoporosis?

En las radiografías convencionales sólo aparecen signos de osteoporosis cuando ya se ha producido una pérdida de al menos un 30 por 100 de la masa ósea. Sin embargo, son muy útiles para ver las fracturas.

Actualmente lo que suele utilizarse para el diagnóstico de la osteoporosis son métodos de medición de la masa ósea. El más utilizado es la densitometría ósea. Con ella no sólo se puede detectar si existe o no osteoporosis, sino además su gravedad.

¿Se puede prevenir la osteoporosis?

La osteoporosis es una de las enfermedades que podemos prevenir, sino del todo en gran parte.

En el momento actual no existen fármacos eficaces para la recuperación de la masa ósea que ya se ha perdido, con lo que el tratamiento fundamental es el preventivo.

Hay factores como la edad, el sexo, la influencia genética o el tiempo transcurrido desde la menopausia que obviamente no está en nuestra mano modificar. Por lo tanto, lo que tratamos con la prevención es modificar ciertos hábitos que son dañinos para nuestro esqueleto además de para nuestra salud en general.

La masa ósea va aumentando progresivamente desde el nacimiento hasta los treinta o treinta y cinco años. A partir de entonces va disminuyendo lentamente. En las mujeres, una vez que llegan a la menopausia esa pérdida se acelera por los factores hormonales que ya hemos comentado sobre todo los primeros cinco años de este período.

A lo largo de toda su vida la mujer experimenta una pérdida de masa ósea más importante que el hombre, de ahí que sin mediar ninguna otra circunstancia sobreañadida (es decir, sin que sufra ninguna otra enfermedad que se asocie a pérdida de hueso) la osteoporosis sea mucho más frecuente en ella.

Una vez que ha aparecido, todas las medidas preventivas están encaminadas a evitar o disminuir al máximo el riesgo de fracturas.

¿Cómo podemos impedir que aparezca la osteoporosis?

Es lo que se llama prevención primaria. Hay que mantener una dieta adecuada con suficiente aporte de vitaminas y calcio, realizar ejercicio físico de una forma regular, evitar el tabaco y el alcohol.

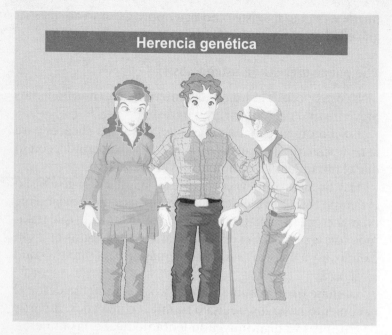

Herencia genética

La dieta debe ser equilibrada. El calcio y la vitamina D son los que participan de una manera más directa en la construcción y mantenimiento del hueso.

La infancia y la adolescencia son momentos cruciales en el desarrollo del hueso. Una ingesta generosa de calcio con los alimentos en estos períodos de la vida ayudarán a que se forme un hueso de calidad e influirá en la talla final que alcance el individuo. Durante este período se recomienda que el niño o adolescente tenga un aporte de calcio aproximado de un gramo al día. Una vez pasado este período no está claramente demostrado si la ingesta de calcio podría evitar la pérdida de masa ósea y menos aún si podría aumentarla, pero muchos especialistas recomiendan que las mujeres después de la menopausia, así como cualquier otra persona con alto riesgo de padecer osteoporosis, tengan un aporte de calcio de al menos un gramo y medio al día. Pero de lo que no hay duda es que a cualquier edad el cuerpo necesita un aporte mínimo adecuado de calcio. La mejor manera de obtener este aporte óptimo de calcio es mediante los alimentos.

En la siguiente tabla se expone la cantidad diaria de calcio que se recomienda en distintas edades y circunstancias especiales.

RACIÓN DIARIA DE CALCIO RECOMENDADA EN DISTINTAS EDADES	
Edad	Calcio (miligramos al día)
0 a 6 meses	360
6 meses a 1 año	540
1 año a 10 años	800
10 años a 24 años	1.200
Adulto	800
Embarazo	1.200 a 1.400
Lactancia	1.200 a 1.400

Los suplementos farmacológicos sólo deben emplearse cuando existe alguna dificultad para que el individuo siga una dieta correcta, como en el caso de algunos ancianos. También tiene mucha importancia el consumo de frutas y verduras que contienen otros elementos que también son necesarios para la formación y el mantenimiento de un esqueleto sano.

Lo ideal es que el aporte de calcio lo hagamos a través de los alimentos. Más adelante exponemos una tabla orientativa con la cantidad de calcio que contienen diferentes alimentos.

El ejercicio aumenta la masa ósea durante el período de crecimiento. Una vez que alcanzamos la edad adulta, es más que dudoso que el ejercicio nos vaya a ayudar a aumentar nuestra masa ósea pero continúa siendo muy importante para que mantengamos la que ya tenemos y para mantener en forma nuestros músculos. No se sabe cuánto y qué tipo de ejercicio hay que hacer para mantener una masa ósea normal. El ejercicio exagerado es contraproducente. En personas mayores, con un esqueleto más frágil, puede incluso producir fracturas. Parece prudente recomendar una actividad física

---

RECOMENDACIONES

● Los productos lácteos son importantísimos, contienen prácticamente todos los nutrientes que necesita nuestro organismo.

● La leche desnatada contiene más calcio que la entera.

● Una forma de aumentar nuestra ingesta de productos puede ser añadir queso a ensaladas, pastas o hamburguesas, convirtiéndolas en platos más completos nutricionalmente hablando.

● Tomar helados, yogures o postres lácteos también mejora nuestra dieta.

● Los vegetales, los frutos secos y los pescados son otra fuente importante de calcio.

---

mantenida y moderada, durante al menos treinta minutos tres veces a la semana. Cualquier ejercicio que suponga soportar el propio peso es aceptable, incluido pasear.

La postura y la osteoporosis

El mantener unas posturas correctas tanto cuando nos encontramos de pie, como tumbados o sentados nos ayuda a evitar dolores y a mantener un buen tono muscular.

● Cuando estamos de pie quietos, si apoyamos uno de los pies en un banco bajo y alternamos con el otro, evitaremos forzar la hiperlordosis lumbar (que es la que resulta cuando sacamos el ombligo hacia delante).

● Al sentarse es recomendable usar una silla recta, dura y que no sea demasiado baja. No son recomendables los sillones o sofás bajos o muy mullidos. Los apoyabrazos deben estar colocados a una altura que permita apoyar los antebrazos sin forzar la postura.

● Cuando nos tumbemos, lo más aconsejable es usar un colchón duro y una almohada baja. La postura ideal es tumbados boca arriba o de lado en lugar de boca abajo.

• Al levantar un objeto del suelo tenemos que flexionar las caderas y las rodillas manteniendo la espalda recta. Es decir, justo lo contrario a lo que hacen algunas personas que recogen un objeto del suelo manteniendo las piernas estiradas.

• Cuando lo que queremos es alcanzar un objeto que se encuentre por encima de nuestra cabeza es preferible subirnos a una escalera hasta que tengamos el objeto a la altura de nuestro pecho.

• Siempre es más recomendable empujar un objeto o arrastrarlo antes que cargarlo.

Dos medidas básicas son la supresión del consumo de tabaco y la moderación en el consumo de alcohol. Al tabaco se le atribuye cada vez más importancia en la osteoporosis, sobre todo en los hombres.

Ya hemos mencionado que algunos fármacos y enfermedades se relacionan con una mayor incidencia de osteoporosis. Lo ideal sería intentar evitar los primeros o usarlos de la forma más breve posible pero la mayoría de las veces esto no es tan sencillo y en cualquier caso es labor de su médico el valorar el balance riesgo-beneficio de su uso (puede que le produzcan osteoporosis pero también que le salven la vida).

Una vez que ya ha aparecido la osteoporosis, ¿qué podemos hacer para intentar que no se agrave?

Es lo que los médicos llamamos la prevención secundaria. Se deben realizar pruebas como la densitometría que nos indiquen el grado de osteoporosis ante el que nos encontramos y comenzar con tratamiento farmacológico para evitar las tan temidas fracturas y sus secuelas.

Es importante evitar las caídas o los traumatismos que pueden producir fracturas. Evitar las alfombras y superficies deslizantes que puedan convertirse en auténticas pistas de patinaje, procurar que haya una iluminación adecuada sobre todo en las escaleras y el uso de barandillas en escaleras y

CONTENIDO DE CALCIO EN LOS ALIMENTOS	
Cantidad = miligramos de calcio / 100 gramos de alimento	
Cereales	Cantidad
Harina de trigo	25-187
Chocolate	98
Pan de trigo integral	98
Pan de trigo blanco	38
Arroz	16
Pan trigo tostado	13
Legumbres	Cantidad
Habas cocidas	103
Judías blancas cocidas	87
Lentejas	67
Garbanzos cocidos	35
Guisantes cocidos	18
Verduras-Tubérculos	Cantidad
Perejil	240
Berros	192
Bróculi	138
Espinacas	98
Cardo	89
Endibias	80
Judías verdes	65
Puerro	62
Col	61
Apio	52
Alcachofas	44
Zanahorias	44
Calabaza	39
Tomate frito	11
Patata	10
Pescados	Cantidad
Anguila de río	414
Gambas	305
Mariscos	30-300
Calamar	263
Boquerón	203
Ostras	117
Lenguado	93
Mejillón	88
Merluza	24
Sardina	24

CONTENIDO DE CALCIO EN LOS ALIMENTOS	
Cantidad = miligramos de calcio / 100 gramos de alimento	
Lácteos	**Cantidad**
Queso curado	800-1.200
Queso blando	350-550
Leche condensada	290-380
Leche de oveja	230
Leche de cabra	146
Yogur	145
Leche de vaca	120
Frutos secos	**Cantidad**
Almendra y avellana	240
Higos	212
Castaña seca	98
Dátiles	68
Pasas y cacahuetes	61
Frutas	**Cantidad**
Cereza	267
Limón	58
Mandarinas	49
Higo	44
Kiwi	40
Mora	40
Naranja	36
Fresón	31
Chirimoya	25
Uva	19
Piña	14
Pera	12
Sandía	11
Carnes	**Cantidad**
Aves y caza	20
Jamón	12
Bovino	10
Vacuno	10
Porcino	10
Huevos	**Cantidad**
Tortilla	190
Fritos	81
Hervidos	54

cuartos de baño pueden evitar muchas caídas en los ancianos. La altura de la cama debe ser la necesaria para subir y bajar con facilidad, y el uso de gafas adecuadas podrán evitarnos más de un susto en ese sentido.

Cuando ya han aparecido las fracturas ¿qué podemos hacer?

Estamos ante la prevención terciaria. Nos quedan los fármacos y todas las medidas para evitar caídas que produzcan más fracturas, así como el tratamiento de estas últimas.

En el tratamiento de la osteoporosis se utilizan fundamentalmente dos tipos de fármacos: el tratamiento de reemplazo hormonal y la calcitonina.

El tratamiento de reemplazo hormonal: los estrógenos

Al llegar a la menopausia se produce un desequilibrio entre la formación y la destrucción de hueso a favor de ésta última, es decir, se destruye más hueso del que se forma. Los estrógenos actúan frenando la destrucción del hueso y mejorando la absorción de calcio en el intestino. Hay estudios que indican que si conseguimos frenar la pérdida de masa ósea durante los primeros cinco años que siguen a la menopausia, se reduce el riesgo de que la mujer sufra fractura de cadera en un 50 por 100. No obstante, no todas las mujeres pueden seguir tratamiento con estrógenos. Como todos los tratamientos, los estrógenos tienen efectos secundarios y el médico debe valorar en cada mujer los riesgos y beneficios de este tratamiento.

La calcitonina

Es una sustancia que produce el tiroides y que actúa frenando la destrucción de hueso además de tener propiedades analgésicas específicas sobre el dolor óseo. Puede utilizarse como alternativa cuando no pueden emplearse los estrógenos. Se puede usar en inyecciones o por vía nasal durante ciclos de tratamiento que se alternan con otros de descanso. También tiene efectos secundarios que afectan al 10-15 por

100 de los pacientes, pero suelen ser leves y ceder a los pocos días del tratamiento.

RECUERDE

- La osteoporosis es la enfermedad más frecuente en las personas mayores.
- El envejecimiento óseo comienza a partir de los treinta y cinco o cuarenta años.
- La mejor inversión para nuestro esqueleto es una dieta rica en calcio durante el período de crecimiento.
- El mejor aporte de calcio es el que hacemos a través de los alimentos.

SABÍA USTED QUE...

- En España se diagnostican cada año tres millones de casos nuevos de osteoporosis y que una tercera parte de las camas de traumatología de un hospital se encuentran ocupadas por pacientes con fracturas osteoporóticas.
- A los noventa años una de cada tres mujeres y uno de cada cinco hombres ha sufrido una fractura de cadera.
- Una de cada cuatro personas que sufre una fractura de cadera necesitará ayuda para su movilización.

CUESTIONARIO

1. **Escoja la respuesta correcta:**
   a) La osteoporosis es una enfermedad hereditaria.
   b) La osteoporosis es una enfermedad infecciosa producida por hongos.
   c) En la osteoporosis se produce un aumento de masa
   ósea y los huesos se vuelven densos y pesados.
   d) En la osteoporosis se produce una pérdida de masa
   ósea y los huesos se vuelven porosos y frágiles.
   e) La osteoporosis y la artrosis son la misma enfermedad.

2. **Escoja la respuesta correcta:**
   a) La osteoporosis es una enfermedad muy frecuente.
   b) La osteoporosis es una enfermedad exclusiva de los países mediterráneos.
   c) La osteoporosis es una enfermedad rara y típica de niños.
   d) La osteoporosis se produce por exceso de estrógenos en
   la sangre.
   e) Los pacientes con osteoporosis son más propensos a
   padecer gota.

3. **Escoja la respuesta correcta:**
   a) Durante la edad fértil los estrógenos actúan como pro-
   tectores ante la pérdida de masa ósea. Al llegar a la
   menopausia y producirse un descenso en sus niveles se
   acelera la pérdida de masa ósea.
   b) Los estrógenos no tienen nada que ver con la osteoporosis.
   c) El tratamiento de elección de la osteoporosis es la aspirina.
   d) El tratamiento de elección de la osteoporosis es la cirugía.
   e) Como la osteoporosis es una enfermedad infecciosa se
   trata con antibióticos.

4. **Escoja la respuesta correcta:**
   a) No existe ningún fármaco que favorezca la osteoporosis.
   b) Los corticoides y los anticoagulantes favorecen la osteoporosis.
   c) El alcohol y el tabaco previenen la aparición de la osteoporosis (algo bueno tenían que tener).
   d) Lo mejor para prevenir la osteoporosis es seguir una dieta rica en fibra.
   e) No existe ninguna medida que prevenga la aparición de la osteoporosis.

5. **Escoja la respuesta correcta:**
   a) Sólo existe un tipo de osteoporosis.
   b) Existen tres tipos de osteoporosis que se diferencian fundamentalmente por las causas que las producen: la postmenopáusica, la senil y la secundaria.
   c) Existen dos tipos de osteoporosis: la leve y la grave.
   d) Los hombres no padecen osteoporosis porque no tienen menopausia.
   e) La osteoporosis es una enfermedad producida por déficit de vitamina C.

6. **Escoja la respuesta correcta:**
   a) Los primeros síntomas de la osteoporosis son la fiebre, la falta de apetito y la pérdida de peso.
   b) En la osteoporosis es muy frecuente la hinchazón de las articulaciones de las manos.
   c) La osteoporosis no produce ningún síntoma... hasta que aparecen las fracturas.
   d) La osteoporosis es una enfermedad que además de afectar a los huesos puede cursar con alteraciones pulmonares, renales, cardíacas.
   e) El primer síntoma de la osteoporosis es la depresión.

7. **Escoja la respuesta correcta:**
   a) La osteoporosis se diagnostica con un análisis de sangre en el que se determinan los niveles de una sustancia llamada osteoporina.
   b) La osteoporosis se diagnostica midiendo los niveles de osteoporina en orina.
   c) La mejor prueba para diagnosticar la osteoporosis es la densitometría ósea.
   d) La osteoporosis es una enfermedad que sólo se diagnostica en base a los síntomas del paciente.
   e) La osteoporosis se diagnostica con un estudio genético.

8. **Escoja la respuesta correcta:**
   a) La mejor forma de prevenir la osteoporosis es tomar muchos complementos vitamínicos en pastillas, pues los alimentos no nos proporcionan todo el calcio que necesitamos.
   b) Es imposible prevenir la osteoporosis.
   c) No tiene sentido preocuparse por una enfermedad que no produce síntomas.
   d) La aparición de la osteoporosis se puede prevenir en gran parte asegurando un aporte suficiente de calcio durante el crecimiento y en las etapas de la vida en las que más lo necesitamos, y evitando el tabaco, el alcohol, la cafeína y, en la medida de lo posible, aquellos fármacos que pueden contribuir a la pérdida de masa ósea.
   e) Los suplementos de calcio son mucho más efectivos en pastillas.

FIBROMIALGIA

¿Qué es la fibromialgia?

Es una enfermedad que cada vez despierta más interés entre la comunidad médico-sanitaria por su frecuencia y sus importantes consecuencias económicas. Representa entre el 15-20 por 100 de todas las consultas reumatológicas.

También se denomina síndrome de fatiga crónica.

Actualmente se define como un síndrome caracterizado por una serie de síntomas como trastornos del sueño, cansancio, dolores generalizados y rigidez matutina, y un signo fundamental: la aparición de dolor intenso a la palpación de determinados puntos de la anatomía.

¿Quién padece la fibromialgia?

Es una enfermedad típicamente femenina. Entre el 80-90 por 100 de los casos se dan en mujeres. Suele aparecer entre los treinta y los cincuenta años de edad, aunque también se dan casos más tardíos por encima de los sesenta años, y en niños.

Se da entre todas las razas y condiciones, es lo que se llama una enfermedad de distribución universal.

¿Por qué aparece la fibromialgia?

En gran parte la alteración que subyace en la fibromialgia es un desajuste en los sistemas que modulan el dolor. El dolor es una sensación que tenemos gracias a unas sustancias denominadas neurotransmisores. Los mecanismos de funcionamiento de estas sustancias son francamente complejos. En algunos estudios se ha detectado que en un gran número de pacientes con fibromialgia existe déficit de alguno de estos neurotransmisores, pero aún no se conocen los mecanismos que producen esta enfermedad.

Tradicionalmente se ha pensaba que esta enfermedad no era sino una depresión enmascarada, pero hoy en día la mayoría de los investigadores coincide en que los factores psicológicos no son obligatoriamente la causa de los síntomas.

¿Cuáles son los síntomas que padece el enfermo con fibromialgia?

El dolor es el síntoma más importante. Es intenso y difuso, las pacientes refieren que «las duele todo». Muy a menudo el dolor empeora con el frío, con el estrés y con la actividad física, y por el contrario, mejora con el calor local, el reposo, los masajes y los ejercicios de estiramiento. Las localizaciones más frecuentes son: la zona lumbar, el cuello, los hombros, las rodillas y la pared torácica.

También es muy frecuente la rigidez. La presenta hasta el 66 por 100 de los pacientes. Normalmente aparece por la mañana durante unos noventa minutos pero algunos pacientes la refieren durante todo el día.

A veces los enfermos refieren sensación de adormecimiento e hinchazón de las articulaciones.

La inmensa mayoría cuentan que se encuentran «siempre cansados». Esta sensación es más intensa por la mañana. Tienen dificultades para conciliar el sueño, y cuando lo consiguen éste es extremadamente ligero. Se ha observado que estos pacientes presentan una alteración en la fase de sueño profundo, por lo que este es menos reparador. Se ha realizado un experimento con voluntarios sanos a los que se privó de esta fase del sueño y les aparecieron síntomas similares a los que experimentan los pacientes con fibromialgia. Son muy frecuentes la ansiedad, la depresión y el estrés.

Con mucha frecuencia aparecen además otras enfermedades como el colon irritable, las cefaleas tensionales y la dismenorrea (menstruación dolorosa).

Cuando estos pacientes llegan a la consulta de su médico contándole toda la multitud de síntomas que le impiden desarrollar su vida cotidiana, se encuentran con la frustración de que su médico «no encuentra nada». Efectivamente, precisamente lo característico de esta enfermedad es eso, que toda la exploración es normal aparentemente. Lo único llamativo es que en estos pacientes existen unos puntos determinados que cuando presionamos desencadenan un dolor intenso que hace «saltar» al enfermo en la camilla, se llaman puntos gatillo. Estos puntos se localizan en el cuello, en los trapecios, las escápulas, la parte anterior del tórax, la zona lumbar, los glúteos y las rodillas. También a menudo puede existir el fenómeno llamado dermografismo. Consiste en que cuando rozamos con un objeto la piel, el recorrido aparece como grabado. Este fenómeno no es, en absoluto, diagnóstico de fibromialgia. Puede aparecer sin más en muchas personas y no constituye una enfermedad por sí mismo, simplemente es más frecuente en los enfermos con fibromialgia.

Todos los análisis, radiografías, estudios del músculo (inclusive las biopsias) y de los nervios son completamente normales.

Entonces, ¿cómo se diagnostica la fibromialgia?

En base a los mencionados puntos dolorosos y los síntomas que ya hemos referido. A continuación presentamos los criterios del *American College of Rheumatology* para el diagnóstico de fibromialgia.

Historia de dolor difuso

Se considera dolor difuso cuando todo lo siguiente está presente: dolor en ambos lados del cuerpo, por encima y por debajo de la cintura. Además debe existir dolor en la columna cervical, torácica o lumbar, o en la cara anterior del tórax.

Dolor a la presión digital

En once de dieciocho puntos gatillo. Los dolores generalizados deben mantenerse como mínimo tres meses. Para que un punto «gatillo» sea considerado como positivo, el paciente debe afirmar que la palpación ha sido dolorosa, no «molesta».

PUNTOS DE GATILLO

- **Occipitales:** inserciones de los músculos suboccipitales.
- **Cervicales bajos:** en la cara anterior de los espacios intertransversos C5 a C7.
- **Trapecios:** punto medio de sus bordes superiores.
- **Supraespinosos:** en el nacimiento del músculo, por encima de la espina de la escápula, cerca del borde interno.
- **Segunda costilla:** lateral a la segunda articulación condrocostal.
- **Epicondíleos:** dos centímetros distal a los epicóndilos.
- **Glúteos:** cuadrante superior y externo de las nalgas.
- **Trocantéreos:** posterior a los trocánteres mayores.
- **Rodillas:** en la bolsa grasa medial, próxima a la interlínea.

¿Cómo se trata la fibromialgia?

Es una enfermedad difícil de tratar como muchas otras enfermedades que producen dolor crónico y de las que no se conoce su causa. Ningún tratamiento de los utilizados actualmente ha demostrado curar la enfermedad, y lo habitual es que estos pacientes se muestren insatisfechos con la atención médica que reciben. Por todo ello es fundamental la educación del paciente, explicarle claramente la enfermedad que padece, que es muy frecuente, que en ningún caso va a hacer peligrar su vida, producirle ninguna deformidad ni incapa-

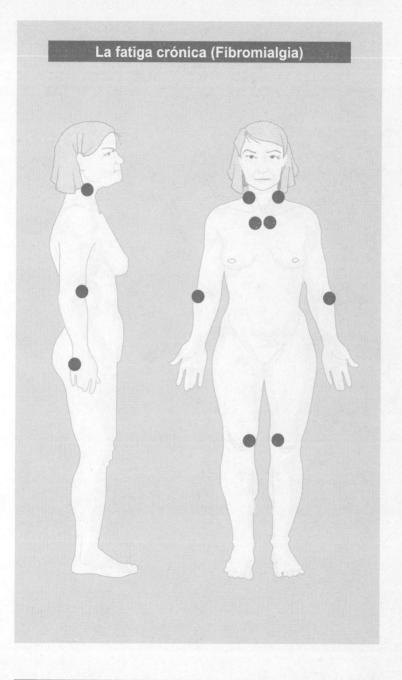

La fatiga crónica (Fibromialgia)

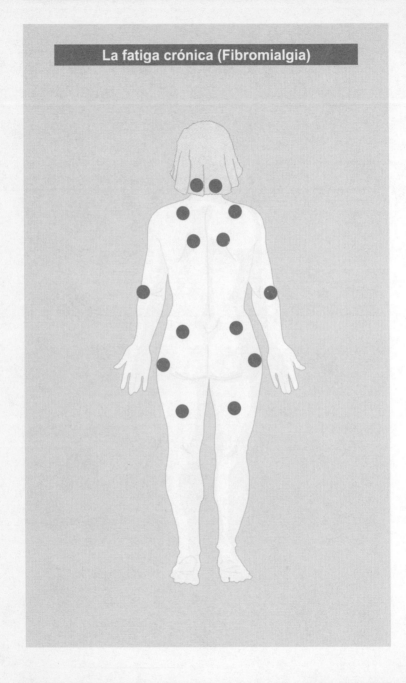

La fatiga crónica (Fibromialgia)

cidad grave. El enfermo debe saber que los tratamientos de los que se dispone actualmente mejoran los síntomas, pero que sólo los hacen desaparecer en un 25 por 100 de los casos y que son muy frecuentes las recaídas. Es importante que el propio paciente sepa a lo que se enfrenta.

Aunque la enfermedad no es la causa de un trastorno psíquico los síntomas pueden agravarse en presencia de una depresión, ansiedad o estrés psíquico. Por esta razón deben intentar subsanar aquellas situaciones que los produzcan. En algún caso puede ser útil el consejo psiquiátrico.

El ejercicio físico

Hay que intentar corregir las malas posturas. Tratar la obesidad que siempre supone una sobrecarga. El inicio del ejercicio debe ser paulatino. Caminar, nadar o pasear en bicicleta puede ser un buen comienzo.

El ejercicio en sí mismo tiene propiedades analgésicas y además actúa de forma favorable sobre el sueño.

Cuando de forma puntual el dolor se intensifica en un punto determinado se puede recurrir a tratamientos locales como masajes, estiramientos de la zona tras aplicación de frío y la infiltración de anestésicos locales, sobre todo en puntos gatillo.

Se usan analgésicos convencionales para el tratamiento del dolor, así como antidepresivos que parecen mejorar las alteraciones del sueño y el cansancio. Sin embargo, sólo producen mejoría entre un 25 al 40 por 100 de los pacientes, y pierden eficacia con el tiempo.

¿Tiene cura el síndrome de fatiga crónica o fibromialgia?

Es una respuesta que hoy por hoy no tiene respuesta. Con los datos de que se dispone en la actualidad podemos decir que los resultados varían según la población a la que nos refiramos.

En los niños la evolución parece ser muy buena, los síntomas desaparecen totalmente a los treinta meses de aparecer la enfermedad en el 73 por 100 de los casos.

En los adultos las cosas son muy diferentes. Con los casos analizados hasta ahora hemos visto que lo habitual es que los síntomas persistan en el tiempo aunque en general suelen mejorar. A diferencia de otras enfermedades, en la fibromialgia la colaboración del paciente es fundamental, el médico no es capaz de curar él solo la enfermedad. Sin una buena colaboración entre médico y paciente no es posible obtener resultados con ningún tratamiento.

RECUERDE

- La fibromialgia es una enfermedad muy frecuente, discapacitante, pero no grave.
- Nunca disminuye las expectativas de vida del paciente.
- No es deformante ni por supuesto la antecámara de la artrosis.
- El tratamiento nunca será efectivo si el paciente no se involucra realmente en su curación. El paciente debe conservar su optimismo y aprender a vivir con su enfermedad.

SABÍA USTED QUE...

- La fibromialgia es una enfermedad «nueva». Aunque ya en el siglo XIX en varios tratados médicos se describen síndromes clínicos que incluyen cansancio y puntos dolorosos en todo el cuerpo a los que se denominó Neurastenia, la fibromialgia en sí no se reconoció como una enfermedad real hasta principios de los años ochenta del siglo XX.
- El término de fibromialgia lo acuñó Yunus sustituyendo así al de fibrositis. Este mismo autor fue el que estudió las alteraciones que presentan estos pacientes en la fase no REM del sueño.
- Hasta 1990 no se publicaron los criterios diagnósticos de esta enfermedad, y hasta 1992 la Organización Mundial de la Salud no la reconoció como enfermedad reumática.

CUESTIONARIO

1. Señale la respuesta correcta:
a) La fibromialgia es una enfermedad anecdótica.
b) La fibromialgia es una enfermedad muy frecuente. Llega a constituir entre el 15 y el 20 por 100 de las consultas reumatológicas.
c) La fibromialgia se produce por un exceso de fibra en la dieta.
d) La fibromialgia y el síndrome de fatiga crónica son enfermedades totalmente diferentes.
e) La fibromialgia es una enfermedad inexistente.

2. Señale la respuesta correcta:
a) En la fibromialgia el primer síntoma es la fiebre, que suele ser alta y acompañada de escalofríos. A continuación aparecen úlceras por todo el cuerpo.
b) El síntoma más característico de la fibromialgia es la aparición de unos tumores llamados fibromas que suelen localizarse en las piernas.
c) Los síntomas de la fibromialgia son: alteraciones del sueño, dolores generalizados, rigidez por las mañanas y, sobre todo, dolor a la presión sobre determinados puntos llamados puntos «gatillos».
d) Los enfermos de fibromialgia a menudo presentan anemia que requiere transfusiones de sangre periódicas.
e) La causa de los síntomas de la fibromialgia es el descenso en los niveles de potasio en la sangre.

3. Señale la respuesta correcta:
a) La fibromialgia es una enfermedad típica, aunque no exclusiva, de la población femenina. Hasta el 85 por 100 de los casos aproximadamente se da en mujeres.

b) La fibromialgia es una enfermedad típica de la raza blanca.

c) La fibromialgia es una enfermedad típica de la raza negra.

d) La fibromialgia sólo se da en Europa y Oriente Próximo.

e) La fibromialgia nunca aparece en niños.

4. **Señale la respuesta correcta:**
   a) Hasta el momento la comunidad médica no tiene ni idea de cuál es el mecanismo por el que se producen los síntomas en la fibromialgia.
   b) La hipótesis más aceptada hasta el momento es la de que la fibromialgia es una enfermedad psiquiátrica.
   c) Actualmente se piensa que el origen de la fibromialgia es un desajuste en los mecanismos moduladores del dolor.
   d) La fibromialgia se hereda.
   e) La fibromialgia se transmite por vía aérea.

5. **Señale la respuesta correcta:**
   a) La fibromialgia se diagnostica mediante un escáner de los músculos.
   b) La fibromialgia se diagnostica mediante la biopsia de los puntos «gatillo».
   c) La única forma de diagnosticar con seguridad la fibromialgia es a través de la realización de una análisis de sangre.
   d) La orina de los enfermos de fibromialgia tiene una sustancia llamada fibrina.
   e) El diagnóstico de fibromialgia se hace de acuerdo a unos criterios diagnósticos.

6. **Señale la respuesta correcta:**
   a) La fibromialgia es una enfermedad infecciosa que se trata con penicilina.
   b) La fibromialgia se trata con inmunosupresores.

c) El tratamiento de la fibromialgia es muy eficaz y todos los síntomas desaparecen en el plazo de una o dos semanas.
d) La fibromialgia no tiene tratamiento.
e) El tratamiento de la fibromialgia es complicado y debe ser multidisciplinario.

7. **Señale la respuesta correcta:**
   a) El pronóstico de la fibromialgia en los niños es muy bueno.
   b) El pronóstico de la fibromialgia en los adultos es muy bueno.
   c) Los niños no padecen fibromialgia.
   d) Lo más adecuado es que el enfermo de fibromialgia se desentienda de su enfermedad y deje todo en manos de su médico. Cuanto menos sepa, mejor.
   e) La fibromialgia no tiene tratamiento.

ARTRITIS REUMATOIDE

¿Qué es la artritis reumatoide?

Es una enfermedad reumática de origen desconocido en la que se produce inflamación de la membrana sinovial de las articulaciones con tendencia a la destrucción y deformidad de las mismas.

¿A quién afecta la artritis reumatoide?

Es de dos a tres veces más frecuente en las mujeres, y aunque puede aparecer a cualquier edad, lo más habitual es que lo haga entre los treinta y los sesenta años de edad. Los casos hereditarios son poco frecuentes pero parece existir una cierta predisposición genética a padecerla, es decir, «no se hereda» la enfermedad, sino que se hereda una mayor probabilidad de padecerla.

¿Qué síntomas presenta el paciente con artritis reumatoide?

La artritis reumatoide es un enfermedad fundamentalmente articular, pero en el curso de su evolución puede producir alteraciones fuera de las articulaciones como nódulos, problemas oftalmológicos, alteraciones pulmonares, cardíacas, nerviosas, cutáneas o en otras vísceras.

A nivel de las articulaciones las alteraciones aparecen en tres fases:

1. COMIENZO:

Entre el 55 y el 70 por 100 de los pacientes comienza presentando cansancio, debilidad y dolores generalizados que van apareciendo lentamente a lo largo de algunos meses. Sólo un 10 por 100 presenta de repente síntomas articulares (lo que se denomina forma aguda). El resto comienza de una forma intermedia en la que los síntomas aparecen en el curso de días o semanas.

2. PERÍODO DE ESTADO:

En esta fase se van estableciendo todos los síntomas típicos de esta enfermedad. Uno de los primeros es la rigidez matutina de las articulaciones afectadas. Aparece la artritis, es decir la inflamación de las articulaciones. Suele afectar a las dos muñecas de forma simétrica y a los dedos, tanto de las manos como de los pies.

Las grandes articulaciones, cuando se afectan, lo hacen más tarde.

3. PERÍODO DE SECUELAS:

En esta fase, ya se ha producido la destrucción del cartílago y del hueso que haya por debajo lo que se traduce en deformidades.

¿Cómo se diagnostica la artritis reumatoide?

En las analíticas de sangre de los pacientes que sufren esta enfermedad pueden aparecer distintas alteraciones ninguna de las cuales es por sí misma diagnóstica de artritis reumatoide. No hay un marcador específico de artritis reumatoide. Es frecuente que aparezca anemia. En las fases agudas de la enfermedad puede deberse a un déficit de hierro y también puede observarse un aumento en el número de plaquetas. También son marcadores de actividad la llamada velocidad de sedimentación y la proteina C reactiva. Lo único que nos indican es que la enfermedad está en actividad, pero se elevan en otro gran número de patologías de todo tipo.

El 75 por 100 de los pacientes tienen en suero el denominado factor reumatoide. A pesar de su nombre tampoco aparece exclusivamente en la artritis reumatoide y puede existir incluso en personas que no padecen ninguna enfermedad. No obstante, las personas que padecen formas más severas de esta enfermedad tienen valores más elevados de factor reumatoide.

Los anticuerpos antinucleares (ANA) se detectan entre un 10-25 por 100 de los pacientes con esta enfermedad y no se relacionan con ninguna manifestación especial de la misma.

Cuando se analiza el líquido sinovial realizando una punción de las articulaciones inflamadas, este tiene características que lo que nos demuestran es que a ese nivel se está produciendo un proceso inflamatorio. De nuevo nos da pistas pero no el diagnóstico.

Las alteraciones que nos encontramos en las radiografías dependen del momento de la enfermedad. Al principio aparecen datos de inflamación y pérdida de hueso. A medida que evoluciona, la inflamación va deteriorando el cartílago y en las radiografías se observa una disminución del espacio que separa los huesos de la articulación. Al final, cuando la enfermedad avanza se producen luxaciones que producen deformidades bastante características y erosiones óseas.

En definitiva, el diagnóstico de la artritis reumatoide es clínico y se basa en el conjunto de todas las alteraciones que produce. Los criterios aceptados actualmente son los del *American College of Rheumatology:*

- **Rigidez matutina de más de una hora de duración** en las articulaciones afectadas durante al menos seis semanas.
- **Artritis de tres o más áreas articulares** que deben ser algunas de las siguientes: interfalángicas proximales, metacarpofalángicas, muñecas, codos, rodillas, tobillos y metatarsofalángicas.
- **Artritis de las articulaciones de la mano** manifestada por inflamación en al menos una de las siguientes áreas articulares: muñecas, metacarpofalángicas e interfalángicas proximales.

- **Artritis simétrica.** Es decir la afectación articular debe afectar a las dos muñecas, a las dos manos, etc.
- **Presencia de nódulos reumatoideos.**
- **Presencia de factor reumatoide.**
- **Hallazgos típicos de artritis reumatoide en la radiografía de manos** que incluyan osteopenia yuxtaarticular y erosiones en las zonas afectadas.

Se dice que un enfermo tiene una artritis reumatoide cuando cumple al menos cuatro de los siete criterios. Los criterios uno al cuatro deben estar presentes durante al menos seis semanas, y la presencia de artritis y nódulos reumatoideos debe ser objetivada por un observador experimentado.

Los signos radiológicos de la artritis reumatoide son:

Fase inicial:
- Tumefacción de partes blandas.
- Osteoporosis epifisaria «en banda».

Fase de estado:
- Pinzamiento de la interlínea articular.
- Erosiones marginales superficiales.
- Erosiones infraarticulares. Pseudoquistes o geodas.

Fase tardía:
- Irregularidades pronunciadas en las superficies articulares.
- Subluxaciones y luxaciones articulares.
- Osteoporosis generalizada.
- Alteraciones degenerativas secundarias.
- Anquilosis ósea.

¿Cuál es el tratamiento de la artritis reumatoide?

Se utilizan fundamentalmente dos tipos de fármacos. Unos tienen como misión disminuir la inflamación y el dolor. Es el caso de los llamados antiinflamatorios no esteroideos. Otros que intentan frenar la progresión de la enfermedad y que se llaman drogas de segunda línea o inductores de remisión. Además también se suelen usar los corticoides.

Los antiinflamatorios no esteroideos

Se usan en un primer momento para aliviar el dolor, disminuir la inflamación y permitir que el enfermo tenga una mejor calidad de vida, pero obviamente, ni curan la enfermedad ni evitan que progrese. Simplemente la alivian, que no es poco.

Son muchos los fármacos que pertenecen a esta familia y no hay uno mejor que otro, la respuesta de cada paciente a uno u otro es variable. Sus efectos secundarios más frecuentes son de tipo digestivo, sobre todo a nivel de la mucosa gástrica pudiendo aparecer sangrados digestivos.

Fármacos de segunda línea

También se llaman fármacos inductores de remisión o antirreumáticos de acción lenta. Con ellos se intenta frenar la progresión de la enfermedad. Sus efectos beneficiosos no suelen notarse hasta que han transcurrido dos o tres meses. A corto plazo, todos ellos son capaces de provocar una remisión, muchas veces parcial, de la enfermedad en un 60 por 100 de los casos. Tienen efectos secundarios tóxicos que exigen un control importante y riguroso por parte del médico.

El más usado actualmente es el metotrexato. A diferencia del resto de fármacos de este tipo sus efectos pueden empezar a notarse antes, en el curso del primer o segundo mes de tratamiento. Otros fármacos de este grupo son: las sales de oro, los antipalúdicos de síntesis (cloroquina e hidroxicloroquina), los inmunosupresores, etc.

¿Existe algún otro tratamiento aparte de los fármacos?

En las fases en las que la enfermedad se encuentra en actividad y las articulaciones están inflamadas es conveniente el reposo, puesto que disminuye la intensidad de la artritis. Sin embargo, hay que tener en cuenta que el reposo prolongado aumenta y facilita la rigidez articular. Lo ideal es alternar el reposo y el ejercicio salvo en las ocasiones en que la artritis es muy intensa. Con el ejercicio se pretende mantener un buen tono muscular, evitar la rigidez de las articulaciones y prevenir las deformidades y las malas posturas.

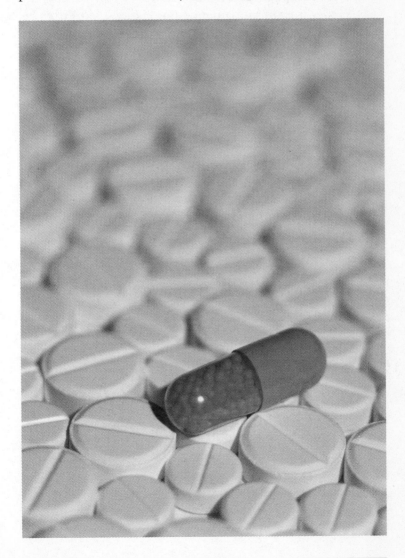

CUESTIONARIO

1. **Señale la respuesta correcta:**
   a) El mecanismo fundamental por el que se producen las alteraciones en la artritis reumatoide es el crecimiento desordenado del hueso.
   b) El mecanismo patogénico subyacente en la artritis reumatoide es la inflamación de la membrana sinovial que recubre las articulaciones y que se acompaña de destrucción de los huesos y deformidades.
   c) En la artritis reumatoide aparecen abscesos en los huesos que hay que drenar quirúrgicamente para que no produzcan deformidades.
   d) La artritis reumatoide no produce síntomas.
   e) La artritis reumatoide es una variante de la fibromialgia pero con deformidades.

2. **Señale la respuesta correcta:**
   a) La artritis reumatoide es hasta diez veces más frecuente en mujeres que en hombres.
   b) La artritis reumatoide es hasta diez veces más frecuente en hombres que en mujeres.
   c) La artritis reumatoide es entre dos y tres veces más frecuente en mujeres que en hombres.
   d) La edad típica de comienzo de la artritis reumatoide es antes de los dieciocho años.
   e) La edad típica de comienzo de la enfermedad es después de los ochenta años.

3. **Señale la respuesta correcta:**
   a) En la artritis reumatoide existe una cierta predisposición genética a padecerla, eso quiere decir que si alguno

de los padres la padece es seguro que alguno de los hijos la padecerá (si no todos).

b) En la artritis reumatoide existe una cierta predisposición genética a padecerla, eso quiere decir que cuando alguno de los padres la padece, existen más posibilidades de que alguno de sus descendientes la padezca, pero no «obligatoriamente».

c) La artritis reumatoide es una enfermedad infecciosa. Si dos miembros de la misma familia la padecen es por que uno se la ha contagiado al otro.

d) La artritis reumatoide es el resultado de haber seguido una dieta inadecuada en la infancia.

e) La artritis reumatoide es una enfermedad exclusiva de ancianos.

4. **Señale la respuesta correcta:**
   a) La artritis reumatoide es una enfermedad que afecta exclusivamente a las articulaciones produciendo deformidades.
   b) La artritis reumatoide es una enfermedad que afecta a las articulaciones y a los huesos exclusivamente.
   c) La artritis reumatoide es una enfermedad que además de producir deformidades, produce retraso mental grave.
   d) La artritis reumatoide es una enfermedad que además de afectar a las articulaciones también cursa con alteraciones a otros niveles como el corazón, los pulmones, la piel o el sistema nervioso.
   e) La artritis reumatoide no produce deformidades.

5. **Señale la respuesta correcta:**
   a) La única forma de diagnosticar con seguridad la artritis reumatoide es midiendo en sangre los niveles del factor reumatoide, que por eso se llama así.

b) La única forma de diagnosticar la artritis reumatoide es analizando al microscopio material obtenido de la punción de las articulaciones afectadas.

c) La mejor forma de diagnosticar la artritis reumatoide es la resonancia magnética, lo que pasa es que no se usa porque es muy cara.

d) El diagnóstico seguro de artritis reumatoide se hace determinando los niveles de anticuerpos antinucleares.

e) El diagnóstico de artritis reumatoide se hace en base a unos criterios diagnósticos.

6. **Señale la respuesta correcta:**
   a) La artritis reumatoide no tiene tratamiento.
   b) Como ocurre en todas las enfermedades cuya causa se desconoce, el tratamiento de elección de la artritis reumatoide son las penicilinas.
   c) El único tratamiento de la artritis reumatoide es la corrección quirúrgica de las deformidades según van apareciendo.
   d) El tratamiento de la artritis reumatoide se realiza con antiinflamatorios para controlar los síntomas, y con fármacos de segunda línea para controlar la evolución de la enfermedad.
   e) El tratamiento más efectivo para controlar la evolución de la artritis reumatoide es, sin duda, la acupuntura.

7. **Señale la respuesta correcta:**
   a) Además de los fármacos son importantes una serie de medidas no farmacológicas encaminadas a mejorar la calidad de vida del paciente con artritis reumatoide. Durante las fases de actividad de la enfermedad se recomienda el reposo, pero cuando no está en actividad, el ejercicio suave ayuda a recuperar y mantener la movilidad.
   b) El ejercicio más adecuado para los enfermos con artritis reumatoide es el boxeo y el esquí.

c) Los enfermos con artritis reumatoide no deben realizar ningún tipo de actividad física bajo ningún concepto.
d) La artritis reumatoide se cura con una dieta pobre en grasas animales.
e) Los enfermos con artritis reumatoide no deben comer marisco.

HOMBRO DOLOROSO

¿Qué es el hombro doloroso?

El dolor a nivel del hombro es un motivo de consulta muy frecuente. Es la articulación con más movilidad del cuerpo lo que también la convierte en inestable. El término «hombro doloroso» no se refiere a una lesión en especial sino que son varios tipos de lesiones las que pueden producir este síntoma.

¿Por qué se produce el hombro doloroso?

En el 65 por 100 de las ocasiones el dolor de hombro está producido por una lesión a nivel de lo que se denomina «el manguito de los rotadores». El manguito de los rotadores es una estructura formada por los tendones de varios músculos: el supraespinoso, el infraespinoso, el redondo menor y el subescapular. La lesión de esta estructura puede producirse por un traumatismo directo sobre ella o bien por movimientos repetitivos del hombro que acaban dañándolo. En este caso los pacientes presentan dolor que aparece gradualmente y es más intenso por la noche, sobre todo cuando se apoyan sobre el lado afectado. No pueden separar el brazo del tronco por el dolor que les causa. Normalmente no encontramos ninguna alteración en la radiografía, aunque a veces es posible que aparezca el tendón calcificado.

El tratamiento consiste en reposo de la articulación y antiinflamatorios.

Otra causa de hombro doloroso es la llamada tendinitis biccipital. Normalmente produce dolor a nivel de la cara anterior del hombro que se irradia al bíceps. El dolor se desencadena al realizar la supinación del antebrazo que es el movimiento que realizamos al abrir una llave de paso, por ejemplo, o al flexionar el codo. Es mucho más frecuente en deportistas como los levantadores de peso que a veces sufren la rotura del tendón.

Entre el grupo de enfermedades que producen el hombro doloroso se incluye también la capsulitis adhesiva u «hombro congelado». Se llama así porque aunque al principio se manifiesta con un dolor agudo, este va desapareciendo poco a poco a medida que el hombro va perdiendo movilidad y se queda como congelado. Puede aparecer sin ninguna causa aparente o en relación con alguna otra enfermedad como la diabetes, carcinomas o simplemente traumatismos. Como tratamiento se recomienda la fisioterapia y a veces las inyecciones de corticoides intraarticulares, que pueden ayudar.

CUESTIONARIO

1. **Señale la respuesta correcta:**
   a) El hombro es la articulación con más movilidad del cuerpo humano.
   b) El hombro es una articulación con escasa movilidad.
   c) La rodilla es la articulación con más movilidad del cuerpo humano.
   d) Las articulaciones con mayor capacidad de movimiento del cuerpo humano son las que articulan los huesos del cráneo.
   e) La articulación del hombro permite realizar movimientos únicamente en torno a un eje.

2. **Señale la respuesta correcta:**
   a) El hombro doloroso es una enfermedad producida por la lesión del manguito de los rotadores específicamente.
   b) El término «hombro doloroso» es sinónimo de «hombro congelado».
   c) El término hombro doloroso hace relación a los síntomas que producen varios tipos de lesiones en la articulación del hombro.
   d) La causa más frecuente de hombro doloroso es la capsulitis adhesiva.
   e) El hombro doloroso es una causa muy rara de consulta al médico.

3. **Señale la respuesta correcta.**
   a) El llamado manguito de los rotadores está formado por los tendones de tres músculos: supraespinoso, infraespinoso y redondo menor.
   b) El manguito de los rotadores es una estructura constituida por los tendones de cuatro músculos: supraespinoso, infraespinoso, redondo menor y deltoides.

c) El manguito de los rotadores es una estructura constituida por los tendones de cuatro músculos: supraespinoso, infraespinoso, redondo menor y subescapular.

d) El manguito de los rotadores está constituido por dos tendones llamados rotador mayor y rotador menor.

e) El manguito de los rotadores no existe.

4. **Señale la respuesta correcta:**
   a) Al hacer una radiografía del hombro a un paciente con esta enfermedad lo más habitual es que veamos roto el tendón de uno de los músculos que forman la articulación del hombro.

   b) Al hacer una radiografía a un paciente con hombro doloroso lo más habitual es que sea normal.

   c) La imagen más habitual en la radiografía de un hombro doloroso es la presencia de calcificaciones a ese nivel.

   d) El diagnóstico de la causa de un hombro doloroso se realiza en base a un análisis de orina.

   e) La mejor prueba para diagnosticar un hombro doloroso es la densitometría ósea.

5. **Señale la respuesta correcta:**
   a) El tratamiento del hombro doloroso es la cirugía, y cuanto antes se haga, mejor.

   b) El tratamiento del hombro doloroso son los antibióticos.

   c) No existe ningún tratamiento efectivo para el hombro doloroso.

   d) El tratamiento del hombro doloroso consiste en reposo de la articulación y antiinflamatorios.

   e) El hombro doloroso se trata con cremas.

6. **Señale la respuesta correcta:**
   a) La causa del hombro congelado, como su propio nombre indica, son las bajas temperaturas.

   b) El hombro congelado es una enfermedad típica de los países nórdicos.

c) El tratamiento del hombro congelado es el calor local preferentemente seco.
d) El hombro congelado es lo mismo que la tendinitis biccipital.
e) Capsulitis adhesiva y hombro congelado son lo mismo.

7. **Señale la respuesta correcta:**
   a) Siempre que nos encontramos ante un paciente con un hombro congelado tenemos que pensar que tiene un tumor, porque esa es la causa más frecuente.
   b) El hombro congelado puede aparecer sin ninguna causa subyacente.
   c) Lo característico del hombro congelado es que una vez que la articulación ha perdido su movilidad el dolor continúa siendo insoportable.
   d) Lo característico del hombro congelado y de ahí su nombre, es que al tacto siempre está mucho más frío que el resto del cuerpo del paciente aunque no exista ningún otro síntoma y su movilidad sea perfectamente normal.
   e) La causa más frecuente del hombro congelado es la ingesta de alimentos sin descongelar.

ENFERMEDAD ÓSEA DE PAGET

¿Qué es la enfermedad ósea de Paget?

La enfermedad consiste en una alteración en la formación y destrucción del hueso que acaba dando como resultado un hueso frágil. Normalmente la enfermedad transcurre en varias fases. En la primera lo característico es que se produzca una destrucción del hueso; posteriormente en zonas adyacentes el hueso se forma pero de una manera desordenada. El resultado acaba siendo una especie de mosaico.

Puede afectar a uno o varios huesos, pero tiene predilección por algunos como la tibia, la pelvis, el fémur, el cráneo o la columna lumbar.

¿A quién afecta la enfermedad ósea de Paget?

Después de la osteoporosis es el trastorno óseo más frecuente. Normalmente afecta a personas mayores de cincuenta años y es especialmente frecuente sobre los sesenta y cinco años. Sólo afecta a adultos. Es algo más frecuente en hombres que en mujeres.

¿Cuál es el origen de la enfermedad ósea de Paget?

No se conocen a ciencia cierta cuales son sus causas. Se sabe que en unas zonas del mundo es muy frecuente como Inglaterra, Australia y Estados Unidos, y que sin embargo, en otras (entre las que se encuentra España es poco habitual). Se ha intentado investigar si podía deberse a algún factor ambiental o infeccioso sin poder llegar a ninguna conclusión firme. También se ha visto que deben existir factores genéticos que la favorezcan. En algunos trabajos se ha visto que hasta el 40 por 100 de los pacientes investigados tenían un familiar cercano que también padecía la enfermedad.

¿Qué síntomas presenta el paciente que padece la enfermedad ósea de Paget?

La mayoría de los pacientes, hasta el 80 por 100, no tienen ningún síntoma. Los que tienen síntomas depende de donde tengan localizada la enfermedad presentarán unos u otros.

Cuando produce síntomas, el más frecuente es el dolor del hueso afectado. Suele ser moderado y no aumentar con el movimiento. Las lesiones más dolorosas son las que se localizan en las piernas y son de tipo destructivo. El dolor suele estar producido por la distensión de la membrana que recubre el hueso y se llama periostio. El periostio se distiende por la tendencia del hueso pagético a crecer de forma desordenada. Como ya hemos reseñado el hueso que se va formando de esta forma caótica es más frágil que el normal y puede sufrir microfracturas que también contribuyen al dolor. Por otro lado el hueso es blando y tiene tendencia a deformarse, sobre todo si se encuentra en una localización en la que debe soportar peso. A veces la formación desordenada e intensa de hueso produce dilatación de los vasos de la piel que se encuentra por encima lo que a su vez provoca un aumento de temperatura a ese nivel.

El segundo síntoma más frecuente es la alteración de las articulaciones cercanas al hueso afectado. La deformidad ósea acaba afectando a la articulación. No siempre sucede. Cuando ocurre la más afectada es la pelvis. El dolor que produce, sí que aumenta con los movimientos.

Cuando el hueso afectado por la enfermedad tiende a crecer puede llegar a comprimir los nervios adyacentes produciendo síntomas neurológicos. Por este mecanismo si son las vértebras las enfermas pueden afectar a la médula espinal, si es el cráneo puede causar sordera, cefalea o vértigo.

La complicación más grave de esta enfermedad es la degeneración sarcomatosa que es una forma de malignización de las lesiones. Afortunadamente es poco frecuente, en torno al

1 por 100. Se suele producir en pacientes que tienen varios huesos afectados.

¿Cómo se diagnostica la enfermedad ósea de Paget?

La mayoría de las veces suele ser un descubrimiento casual al realizar una radiografía por cualquier otro motivo, puesto que como ya hemos señalado, el 80 por 100 de los pacientes no tiene ningún síntoma.

La primera prueba que debe realizarse es una gammagrafía ósea y unas radiografías simples de la zona afectada. El escáner y la resonancia magnética se usan sólo para el estudio de posibles complicaciones cuando tenemos alguna sospecha de que puedan producirse.

Las únicas alteraciones que podemos encontrar en las analíticas de sangre son las derivadas del remodelamiento óseo. El marcador más utilizado en el seguimiento de la evolución de esta enfermedad es la llamada fosfatasa alcalina. Sirve no sólo para estimar la actividad de la enfermedad sino también para valorar si el tratamiento está siendo efectivo.

Las alteraciones que podemos observar en las radiografías convencionales suelen ser tan características que en muy pocos casos es necesario recurrir a la biopsia.

¿Cómo se trata la enfermedad ósea de Paget?

En principio cuando no produce síntomas no es necesario iniciar ningún tratamiento, excepto cuando afecta a la base del cráneo, a los huesos de la cara o a una zona «peligrosa» de la columna vertebral para evitar complicaciones como la afectación de la médula espinal.

Una vez que ya se han producido las complicaciones el tratamiento no es efectivo y no se corrigen. El tratamiento no está exento de efectos secundarios frecuentes, por eso no se instaura «a la ligera» debiendo sopesarse bien el riesgo-beneficio que esperamos obtener. En cualquier caso las recaídas suelen ser frecuentes.

RECUERDE

- La enfermedad ósea de Paget no suele producir síntomas.
- Es excepcional que degenere a una enfermedad maligna.
- No es raro ver varios familiares afectados por la enfermedad pero eso no quiere decir que se herede.

SABÍA USTED QUE...

- Cuando el hueso afectado por la enfermedad de Paget es el cráneo, es característico que el paciente refiera al médico que le ha crecido la cabeza y que debe usar sombreros más grandes.
- Que una de las deformidades típicas de la enfermedad de Paget es la llamada «tibia en sable» porque la tibia (el hueso que forma la espinilla) adquiere la forma de un sable.

LUPUS ERITEMATOSO SISTÉMICO

¿Qué es el lupus eritematoso sistémico?

Es otra enfermedad de origen desconocido y que se engloba en las llamadas enfermedades autoinmunes.

Nuestro sistema inmunitario normalmente se encarga de reconocer cualquier elemento extraño a nuestro organismo (como las bacterias, los virus, etc.) y pone en marcha mecanismos muy complejos de respuesta para eliminarlo (elaborando anticuerpos, por ejemplo). En estas enfermedades no se sabe porqué este sistema falla y de repente identifica como extraños e indeseables elementos que forman parte de nuestro organismo por lo que elabora anticuerpos contra ellos. El resultado es que «nuestro organismo ataca a nuestro organismo». Paradójico.

Este es el caso del lupus eritematoso sistémico, en el que los anticuerpos (autoanticuerpos) y los complejos inmunes se depositan en diferentes tejidos dañándolos y afectando así a varios órganos y sistemas.

¿A quién afecta el lupus eritematoso sistémico?

Como en la mayoría de las enfermedades autoinmunes, el lupus es mucho más frecuente en mujeres que en hombres. De diez pacientes con esta enfermedad, nueve son mujeres. Suele aparecer entre los veinte y treinta años de edad. Es mucho más raro antes de la pubertad y a partir de los cincuenta años. Esto ha hecho pensar a los investigadores en una probable influencia hormonal.

Es una de las enfermedades reumáticas típicas de jóvenes.

El lupus es además de tres a cuatro veces más frecuente en la raza negra y oriental que en la blanca.

¿Qué síntomas presenta el paciente que sufre un lupus eritematoso sistémico?

Típicamente cursa en brotes, es decir, los síntomas aparecen y desaparecen por temporadas. La frecuencia de los brotes es muy variable de un paciente a otro y lo mismo ocurre con la severidad de los síntomas.

Como ya dijimos al principio, el lupus puede afectar a un gran número de órganos y sistemas. Puede producir lo que se denominan síntomas generales: fiebre, falta de apetito, cansancio y pérdida de peso. Otras posibles afectaciones pueden ser:

Piel

La piel se afecta en más de las tres cuartas partes de los pacientes. Algunas manifestaciones son muy típicas como la erupción «en alas de mariposa». Consiste en un enrojecimiento sobreelevado o no de los pómulos y el puente de la naríz. Otras aparecen solamente con la exposición al sol. Otras veces las alteraciones dermatológicas son muy variadas y pueden aparecer también en pacientes sin ninguna otra enfermedad.

Alteraciones músculo-esqueléticas

El síntoma más frecuente del lupus es el dolor articular. Hasta el 95 por 100 de los pacientes con esta enfermedad se queja de que le duelen las articulaciones, sobre todo las pequeñas articulaciones. A diferencia de lo que ocurre con la artritis reumatoide, cuando las articulaciones se inflaman en el lupus, suelen hacerlo de una forma transitoria y el hueso no suele erosionarse.

Tampoco es rara la debilidad muscular, los dolores musculares e incluso la inflamación de los mismos (miositis).

Manifestaciones pleurales y pulmonares

Por el mismo mecanismo autoinmune por el que se afectan las articulaciones también pueden hacerlo las pleuras, los pulmones y los vasos sanguíneos pulmonares.

Las pleuras son las membranas que recubren los pulmones. Pueden inflamarse y producir dolor, o exudar líquido que se acumula entre ellas (derrame pleural). Por supuesto que esto no se produce solamente en el lupus, sino también en muchísimas otras enfermedades por otros mecanismos diferentes.

La afectación del pulmón es más rara y consiste en una inflamación difusa (neumonitis intersticial difusa). Son mucho más raras la hemorragia pulmonar, la fibrosis y la hipertensión pulmonar.

El riñón

Suele estar afectado entre el 35 y el 55 por 100 de los pacientes. Constituye uno de los grandes problemas en estos pacientes condicionando su pronóstico. En la biopsia podemos encontrar muchos tipos de alteraciones con distintos grados de severidad y es posible que con el tiempo unos se transformen en otros.

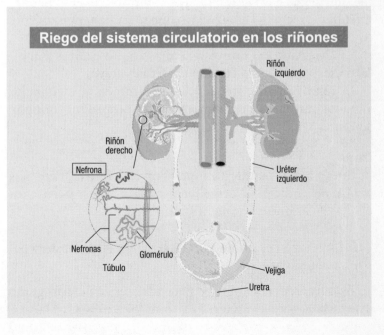

Riego del sistema circulatorio en los riñones

Riñón izquierdo
Riñón derecho
Nefrona
Uréter izquierdo
Nefronas
Glomérulo
Túbulo
Vejiga
Uretra

Alteraciones neuro-psiquiátricas

Los pacientes con lupus pueden presentar síntomas depresivos y alteraciones del comportamiento con mayor frecuencia. A veces incluso alucinaciones y delirios.

Como manifestaciones de afectación del sistema nervioso central pueden aparecer migrañas, crisis convulsivas, meningitis denominadas asépticas porque su causa no es infecciosa, etc.

El sistema nervioso periférico se afecta con menor frecuencia, pero pueden aparecer síntomas relacionados con alteraciones a nivel de uno o varios nervios.

Alteraciones cardiovasculares

El lupus puede afectar a cualquiera de las estructuras cardíacas. Es muy frecuente la pericarditis, es decir la inflamación de las láminas que recubren el músculo cardíaco propiamente dicho y que puede acompañarse de la exudación de líquido al espacio pericárdico. Sin embargo, es excepcional que llegue a un grado tal que comprometa el funcionamiento correcto del corazón (lo que se llama taponamiento cardíaco).

La afectación del músculo cardíaco o miocarditis es también excepcional pero cuando aparece es grave.

Es relativamente frecuente que también se afecten las válvulas cardíacas pero generalmente no produce ningún síntoma.

Otras

Puede haber manifestaciones a nivel digestivo, hepático, ocular, del tiroides... Normalmente suelen causar pocos problemas y dar pocos o ningún síntoma.

¿Qué alteraciones produce el lupus eritematoso sistémico en las analíticas?

Es muy frecuente que los pacientes tengan cierto grado de anemia, y es característico que los glóbulos blancos (especialmente un tipo especial denominado linfocitos) y las plaquetas se encuentren por debajo de los límites normales.

Como ya explicamos, el lupus es una enfermedad autoinmune en la que se producen determinados anticuerpos que son los que directa o indirectamente producen todo el daño. En los pacientes con lupus es posible encontrar varios tipos de anticuerpos. La mayoría no son específicos del lupus y pueden aparecer en otras enfermedades, pero hay otros como los llamados anticuerpos anti-Sm que sí lo son. Los anticuerpos anti-Sm son específicos del lupus, es decir, su presencia hace prácticamente seguro el diagnóstico, pero son poco sensibles, es decir: hay muchos pacientes con lupus en los que no existen. Hay algunos anticuerpos como los llamados antifosfolípidos que aparecen en pacientes que presentan un riesgo elevado de sufrir complicaciones tromboembólicas, abortos y otras alteraciones neurológicas y hematológicas.

¿Cómo se diagnostica el lupus eritematoso sistémico?

Como en otras muchas enfermedades de este tipo, el diagnóstico de lupus no puede hacerse en base únicamente a una determinación analítica. Es preciso que coincidan varios síntomas, signos y alteraciones analíticas en un paciente para poder estar seguros de que padece esta enfermedad. Por tanto existe una tabla de criterios diagnósticos con arreglo a la cual podemos establecer el diagnóstico de lupus eritematoso sistémico.

Criterios diagnósticos del *American College of Rheumatology*.

1. Erupción malar.
2. Erupción discoide.
3. Fotosensibilidad.
4. Úlceras orales o nasofaríngeas.
5. Artritis.

6. Serositis: pleuritis o pericarditis.

7. Enfermedad renal: proteinuria persistente > 0,5 gr/24 horas o cilindros celulares.

8. Enfermedad neurológica: convulsiones en ausencia de una causa que las justifique.

9. Enfermedad hematológica: anemia hemolítica con reticulocitosis o leucopenia, linfopenia o trombopenia en al menos dos determinaciones.

10. Trastorno inmunológico.

11. Anticuerpos antinucleares positivos: una vez descartada la ingesta de fármacos capaces de inducir lupus.

Se puede considerar que un paciente padece lupus eritematoso sistémico si reúne cuatro o más criterios silmultáneamente o sucesivamente durante un período de observación.

¿Existe sólo un tipo de lupus eritematoso sistémico?

Como se puede ver el lupus eritematoso sistémico es una enfermedad en la que pueden afectarse innumerables órganos y sistemas del cuerpo. Su diagnóstico es complejo y requiere de una amplia y concienzuda evaluación por parte del médico. Para complicar aún más las cosas, el lupus no cursa de una manera uniforme. Existen subgrupos clínicos como:

LUPUS INDUCIDO POR FÁRMACOS

Existen fármacos que en algunos pacientes con cierta predisposición producen unos síntomas semejantes a los del lupus. Normalmente consisten en dolores articulares y podemos encontrar determinados anticuerpos en la sangre de estas personas que pueden también estar presentes en los pacientes con lupus.

Lo más habitual es que al retirar el fármaco responsable el cuadro se resuelva, pero los anticuerpos pueden permanecer detectables en la sangre durante varios meses.

LUPUS NEONATAL

Los hijos de madres que presentan un tipo especial de anticuerpos en la sangre pueden presentar al nacer lo que se llama lupus neonatal. Generalmente consiste en una erupción en la piel que suele desaparecer pero que en algunos casos puede llegar a ser grave. Es raro pero también puede ocurrir que estos bebés presenten algún tipo de bloqueo cardíaco.

¿En qué consiste el tratamiento del lupus eritematoso sistémico?

Como siempre el objetivo del tratamiento es tratar de frenar la enfermedad intentando reducir al mínimo la posibilidad de que aparezcan efectos secundarios a la medicación. Cuando la enfermedad se comporta de un modo agresivo es necesario utilizar fármacos aún a riesgo de que causen efectos secundarios, pero cuando se comporta de forma más benigna podremos permitirnos el lujo de ser más conservadores.

De modo general es conveniente evitar la exposición al sol y usar cremas con alto grado de protección pues es habitual que los pacientes con lupus tengan fotosensibilidad.

Algunas manifestaciones del lupus como la fiebre, las alteraciones en la piel, la artritis y la inflamación de la pleura o el pericardio suelen responder bien al tratamiento con antiinflamatorios. Otras manifestaciones responden al tratamiento con corticoides a altas dosis y en otras ocasiones es necesario usar fármacos llamados inmunosupresores.

¿Cuál es el pronóstico de los pacientes con lupus eritematoso sistémico?

El peor pronóstico corresponde a aquellos pacientes con afectación renal y neurológica grave, pero en general, gracias a los avances en el diagnóstico y tratamiento de esta enfermedad se ha conseguido una supervivencia del 95 por 100, lo que significa que a los cinco años de realizarse el diagnóstico, el 95 por 100 de los pacientes con esta enfermedad estén vivos.

RECUERDE

- El lupus es una enfermedad reumática que aparece habitualmente en mujeres jóvenes.
- Los bebés nacidos de madres con lupus pueden presentar un síndrome denominado lupus neonatal.
- En el lupus puede afectarse una gran cantidad de órganos y sistemas.

CUESTIONARIO

1. **Señale la respuesta correcta:**
   a) La enfermedad de Paget se caracteriza por una destrucción y formación desordenada del hueso que hace que se vuelva frágil y adquiera un aspecto semejante a un mosaico.
   b) La enfermedad de Paget se caracteriza porque el hueso se destruye y no se forma.
   c) La enfermedad de Paget es una afección típica de niños.
   d) La enfermedad de Paget es una enfermedad típica de adolescentes.
   e) La enfermedad de Paget es la enfermedad más frecuente en España.

2. **Señale la respuesta correcta:**
   a) Todos los pacientes con enfermedad de Paget tienen síntomas.
   b) La mayoría de los pacientes con enfermedad de Paget no tienen ningún síntoma y el diagnóstico se realiza de forma casual al realizarles una radiografía por cualquier otra razón.
   c) Es conocido desde hace tiempo que la enfermedad de Paget se adquiere por consumo de tomates contaminados.
   d) Lo más habitual es que la enfermedad afecte a varios huesos al mismo tiempo.
   e) Aunque lo más habitual es que los enfermos estén asintomáticos, cuando presentan algún síntoma este suele ser fiebre alta.

3. **Señale la respuesta correcta:**
   a) De cada diez que padecen lupus, nueve son mujeres.
   b) La enfermedad suele debutar antes de los diez años de edad.

c) Es muchísimo más frecuente en la raza blanca que en la negra.

d) El lupus no es una enfermedad autoinmune, sino hereditaria.

e) Es muy frecuente que los pacientes con lupus tengan al mismo tiempo la enfermedad de Paget.

4. **Señale la respuesta correcta:**
   a) Existe una variedad de lupus producida por fármacos.
   b) El lupus neonatal se transmite durante la lactancia.
   c) Los pacientes con lupus no tienen dolores articulares.
   d) El lupus nunca afecta al corazón.

SÍNDROME DE SJÖGREN

¿Qué es el síndrome de Sjögren?

Es una enfermedad autoinmune en la que los síntomas más relevantes son la sequedad ocular y bucal. Puede estar limitada a las glándulas o bien extenderse y afectar otros órganos y sistemas.

A la presencia de sequedad ocular y bucal se la llama síndrome sicca y puede aparecer también asociada a otras enfermedades autoinmunes.

¿Qué síntomas tiene el paciente por la afectación glandular?

La sensación de sequedad bucal hace que los pacientes sientan continuamente la necesidad de beber líquidos, especialmente fríos. Pueden perder el sentido del gusto y del olfato y la falta de saliva puede llegar a causarles dificultades para hablar y comer. Pueden aparecer fisuras en los labios, caries e infecciones dentales. Entre el 25 y el 50 por 100 presentan aumento del tamaño de las parótidas, que son unas glándulas que se encuentran por delante de las orejas. Es lo que se denomina hipertrofia parotídea.

La escasa producción de lágrima o xeroftalmia es el síntoma más frecuente del síndrome de Sjögren. El paciente es incapaz de llorar, le escuecen los ojos y tiene una sensación constante de «tener arenilla» en los ojos. La falta de lágrima hace que el ojo se seque y se produzca una queratoconjuntivitis.

Cuando son otras las glándulas afectadas, los síntomas dependen de su localización. Así, en el tracto respiratorio produce tos seca, sequedad nasal o sangrados nasales; si se afecta la producción de sudor la piel aparecerá seca y se

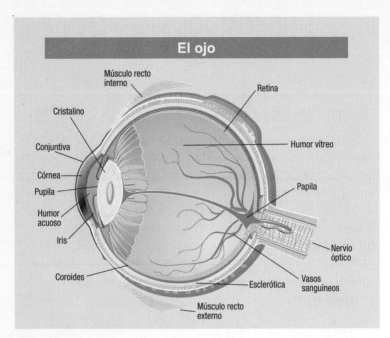

El ojo

Músculo recto interno

Retina

Cristalino

Conjuntiva

Humor vítreo

Córnea

Pupila

Papila

Humor acuoso

Iris

Nervio óptico

Coroides

Esclerótica

Vasos sanguíneos

Músculo recto externo

caerá el cabello; si se afecta la mucosa vaginal producirá picor y dolor en relación con el coito.

¿Qué síntomas aparecen cuando la afectación se generaliza?

Es lo que se llama afectación extraglandular. Son un gran número los aparatos que pueden llegar a afectarse y por tanto los síntomas que provoca. Resumimos aquí algunos de ellos.

Aparato respiratorio

Si se afecta la tráquea y los bronquios el resultado es que se produce una disminución en la cantidad de moco que estos producen normalmente. El moco que en condiciones normales se produce en nuestros bronquios tiene una función defensiva muy importante. Sirve para atrapar todos los gérmenes y sustancias nocivas que llegan a nuestros pulmones y los expulsa. Por eso cuando el moco disminuye o no se expulsa de un modo correcto las infecciones se favorecen y el moco queda atrapado formando tapones que impiden una oxigenación correcta.

También se afecta a veces el parénquima pulmonar produciéndose fibrosis o neumonías. Otras veces lo que se afectan son las pleuras pero suele ser poco importante.

Aparato cardiovascular

Es poco frecuente. Un tercio de los pacientes puede presentar derrame pericárdico moderado que no les suele producir ningún síntoma.

Aparato digestivo

Una tercera parte de los enfermos tiene dolor al tragar. Las causas son diversas, desde la falta de saliva hasta una disminución en los movimientos que el esófago tiene en condiciones normales para empujar la comida hacia el estómago. También es relativamente habitual que sufran gastritis por disminución en la producción de secreciones gástricas.

Hasta un 20 por 100 de los pacientes pueden tener aumento del tamaño del hígado y de las transaminasas. De cualquier forma hay que descartar que existan otras enfermedades asociadas al síndrome cuando aparecen alteraciones hepáticas.

La insuficiencia pancreática se ve hasta en la mitad de los enfermos con síndrome de Sjögren y se dan casos de pancreatitis agudas y crónicas.

Alteraciones renales

Sistema nervioso

Está afectado hasta en la cuarta parte de los enfermos. Puede ser muy variada e ir desde alteraciones psiquiátricas hasta pérdida de fuerza o sensibilidad en alguna parte del cuerpo pasando por algún tipo de meningitis.

Síntomas articulares

Son bastante frecuentes y pueden aparecer en cualquier momento. Las articulaciones más afectadas son las de las manos y las rodillas.

La piel se afecta con mucha frecuencia

Es una de las manifestaciones extraglandulares más frecuentes.

Por terminar esta extensa lista, acabamos mencionando que el tiroides o la sangre también se afectan en mayor o menor grado.

¿Cómo se trata el síndrome de Sjögren?

Como siempre el tratamiento está encaminado en primer lugar a aliviar los numerosísimos síntomas que pueden llegar a sufrir estos enfermos y por otro lado a intentar frenar el avance de esta enfermedad.

Consejos prácticos para los pacientes con síndrome de Sjögren

● Para la sequedad pueden ser útiles las lágrimas artificiales y algunos colirios. A veces pueden incluso usarse gafas de goma con una cámara cerrada para evitar que la lágrima se evapore durante la noche.

● Para la sequedad bucal se aconseja que el paciente beba mucha agua y mantenga en la boca alimentos ácidos sin azúcar como el limón para aumentar la secreción de saliva. La higiene es fundamental para intentar evitar que aparezcan infecciones.

● Para la sequedad de la piel se recomiendan las cremas hidratantes y para la dispareunia (dolor durante el coito) el uso de lubricantes.

Desgraciadamente para las manifestaciones extraglandulares no existe ningún fármaco maravilloso que haya demostrado ser útil a largo plazo. Sólo son útiles los corticoides en algunos casos graves determinados y en fases iniciales de afectación renal o pulmonar.

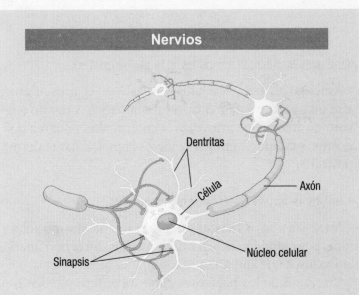

DERMATOMIOSITIS Y POLIMIOSITIS

¿Qué son la dermatomiositis y la polimiositis?

Ambas son enfermedades en las que la musculatura sufre un proceso inflamatorio característico. Cuando solamente se afectan los músculos la enfermedad se llama polimiositis, y cuando también se afecta la piel se llama dermatomiositis.

¿Cuál es la causa de estas enfermedades?

No se sabe. Se piensa que podría ser un mecanismo autoinmune, pero también deben influir otros factores hereditarios o infecciosos que aún no se conocen.

Un tercio de los pacientes con esta enfermedad sufren además otra enfermedad del mismo tipo como la artritis reumatoide o el lupus eritematoso.

Uno de cada diez enfermos con dermatomioisitis-polimiositis sufre un cáncer al mismo tiempo.

Dermatomiositis-polimiositis: ¿dos enfermedades?

No, al menos cinco.

Existen al menos cinco grupos de miopatías inflamatorias, que es como se llaman en conjunto estas enfermedades. Cada una tiene características propias y afecta a diferentes grupos de población.

Grupo I: Polimiositis idiopática

Este grupo comprende aproximadamente un tercio de los casos de miopatías inflamatorias. Puede aparecer a cualquier edad y afecta al doble de mujeres que de hombres.

Da la cara poco a poco, a lo largo de semanas, meses e incluso años. Lo primero que notan los pacientes es una debilidad a nivel de las caderas y los muslos. Les cuesta subir y bajar escaleras o incorporarse desde la posición de cuclillas. Otras veces la debilidad se localiza a nivel de los brazos y los hombros.

Normalmente no produce dolores, pero hasta un 10 por 100 de los enfermos se queja de dolores poco intensos pero constantes a nivel de los glúteos, los muslos o las pantorrillas, y en otro 20 por 100 el dolor puede aparecer a la palpación de estas zonas.

También se afectan los músculos del cuello y de la faringe produciendo dificultad al tragar. Es excepcional que se afecte la musculatura ocular a menos que exista otra enfermedad asociada. La primera vez que acuden al médico el 25 por 100 de los pacientes ya tiene dificultad para tragar.

Del mismo modo que se afectan los músculos de las extremidades, también se afecta el corazón (que es otro músculo). El 30 por 100 de los pacientes en algún momento de su enfermedad sufre las consecuencias de la afectación cardiaca en forma de arritmias o insuficiencia cardíaca.

Grupo II: Dermatomiositis primaria

Este grupo comprende otro tercio de los pacientes con miopatía inflamatoria. Las alteraciones cutáneas pueden aparecer antes o después de las musculares. La alteración cutánea más característica es el eritema heliotropo. Es una erupción color lila que aparece en los párpados, sobre el dorso de la nariz y en las mejillas, en una distribución que se llama en «alas de mariposa». También pueden afectarse la frente, el tórax, los codos y rodilla y la piel alrededor de las uñas. El picor de estas lesiones puede llegar a ser muy molesto.

Cuando el cuadro es agudo, es decir, aparece bruscamente, es frecuente que los enfermos tengan los ojos hinchados (edema periorbitario).

Grupo III: Polimiositis o dermatomiositis con Neoplasia

Neoplasia es el término médico que designa al cáncer. El 8 por 100 de los pacientes con polimiositis o dermatomiositis tienen o tendrán en los años siguientes un cáncer. Esto es excepcional en los niños y en aquellos en los que la polimiositis–dermatomiositis aparece en el contexto de otra enfermedad del tejido conectivo (lupus, artritis reumatoide, etc.). Es decir sólo atañe a los adultos mayores de cuarenta años casi exclusivamente y especialmente a los mayores de sesenta años. Los tumores más frecuentes en este grupo son los de pulmón, ovario, mama, tubo digestivo y los de la sangre.

La aparición de dermatomiositis–polimiositis en una persona mayor de cuarenta años sin otra enfermedad asociada del tejido conectivo obliga a realizar los estudios pertinentes para descartar que tenga un tumor. Y en el caso en que los estudios sean negativos a seguirle estrechamente en el futuro por si apareciera.

Grupo IV: Polimiositis y dermatomiositis de los niños asociada a vasculitis

La vasculitis es una afectación de las paredes de los vasos sanguíneos. Las paredes de los vasos se inflaman y pueden ocluirse o romperse produciendo multitud de síntomas diferentes en función de las zonas del cuerpo que queden sin riego o donde se produzca la hemorragia.

Las miopatías inflamatorias en los niños tienen características especiales. Generalmente tienen mejor pronóstico que en los adultos, no suelen asociarse a tumores, en la afectación de la piel a menudo se observan depósitos de calcio (calcificaciones subcutáneas) y es más frecuente que se asocien a fenómenos de vasculitis.

Grupo V: polimiositis o dermatomiositis asociada a enfermedad del tejido conectivo

Este grupo incluye a aquellos pacientes que sufren al mismo tiempo una enfermedad del tejido conectivo y una miopatía inflamatoria.

¿Cómo se diagnostica la dermatomiositis–polimiositis?

Como ya hemos explicado, la dermatomiositis es una polimiositis con afectación de la piel. En ambas enfermedades existe inflamación y destrucción de las células musculares. Esta destrucción puede verse en análisis de sangre y cuando es muy intensa también en la orina. Como ambas enfermedades parecen tener en su origen en parte mecanismos autoinmunes, en algunos pacientes se pueden detectar en la sangre determinados anticuerpos y el llamado factor reumatoide. Pero no siempre es así.

Otra prueba que nos puede ayudar es el electromiograma. El electromiograma es una prueba que consiste en introducir en los músculos que parecen estar afectados unas pequeñas agujas que miden la actividad eléctrica de los músculos indicándonos si ésta es anormal. Aún así, como la afectación muscular no es uniforme hay veces que esta prueba es normal y nos obliga a recurrir a la biopsia muscular para hacer el diagnóstico.

¿Cuál es el tratamiento de la polimiositis–dermatomiositis?

El tratamiento principal son los corticoides. Generalmente se comienza con altas dosis y cuando se inicia la mejoría pueden ir bajándose. El tratamiento con corticoides debe mantenerse durante largos períodos de tiempo para evitar recaídas lo que hace que aparezcan con frecuencia efectos secundarios. A veces se añaden al tratamiento otros fármacos inmunosupresores que permiten disminuir las dosis de corticoides y evitar así en la medida de lo posible sus efectos secundarios.

Cuando estas enfermedades se asocian a tumores, se ha visto que al extirpar el tumor desaparecen.

¿Se cura la polimiositis–dermatomiositis?

La mayoría de los pacientes mejora con el tratamiento aunque suele quedar una cierta debilidad en hombros y caderas que no les invalida. Aquellos que presentan síntomas más graves y en los que la enfermedad estaba más avanzada en el momento en que acudieron al médico los resultados serán peores. La mitad de los pacientes se recupera y se puede interrumpir el tratamiento a los cinco años, pero un 20 por 100 sigue con la enfermedad en actividad y debe continuarlo de por vida. No obstante pueden producirse recaídas en cualquier momento.

El pronóstico en los niños es mejor que en los adultos.

RECUERDE

- La dermatomiositis es una polimiositis en la que además se afecta la piel.

- En personas mayores de cuarenta años pueden estar asociadas a tumores que pueden aparecer varios años después de que se diagnostique esta enfermedad, por lo que debe realizarse un seguimiento estrecho para intentar detectarlos a tiempo. Muchas veces la extirpación del tumor conlleva la curación de estas enfermedades.

- El pronóstico en los niños es mejor que en los adultos.

- El tratamiento se realiza con corticoides y debe mantenerse durante varios años antes de intentar suspenderlos para evitar recaídas.

CUESTIONARIO

1. **Señale la respuesta correcta.**
   a) El síndrome de Sjögren se caracteriza por manchas blanquecinas que aparecen alrededor de los labios de forma súbita.
   b) El síndrome de Sjögren se caracteriza por un exceso de producción de secreciones a todos los niveles.
   c) El síndrome de Sjögren se caracteriza por defecto de secreción, sobre todo ocular y bucal.
   d) El síndrome de Sjögren jamás afecta a otros órganos del organismo.
   e) El síndrome de Sjögren es una enfermedad hereditaria.

2. **Señale la respuesta correcta.**
   a) El paciente con síndrome de Sjögren no llora, no suda, tiene la piel seca y dificultad al tragar.
   b) No existe ningún tratamiento que pueda aliviar los síntomas del paciente con síndrome de Sjögren.
   c) El síndrome de Sjögren nunca afecta a las articulaciones.
   d) El síndrome de Sjögren es un tipo especial de dermatomiositis.
   e) En la dermatomiositis no existe afectación muscular.

3. **Señale la respuesta correcta.**
   a) La polimiositis y la dermatomiositis son enfermedades englobadas en las llamadas miopatías inflamatorias.
   b) Nueve de cada diez pacientes con polimiositis-dermatomiositis padecen un cáncer al mismo tiempo.
   c) Cuando esto es así, la extirpación del tumor no produce ningún efecto sobre estas enfermedades.
   d) La polimiositis y la dermatomiositis nunca se dan en niños.
   e) El síndrome de Sjögren es una enfermedad típica de la infancia.

4. **Señale la respuesta correcta.**
   a) Las miopatías inflamatorias se tratan con penicilina.
   b) Las miopatías inflamatorias se tratan con corticoides.
   c) El pronóstico de los niños es mucho peor que el de los adultos.
   d) El síndrome de Sjögren es un tipo de dermatomiositis.
   e) El tratamiento de la polimiositis consiste en darle al paciente esteroides durante una semana.

ESPONDILITIS ANQUILOSANTE

¿Qué es la espondilitis anquilosante?

La espondilitis anquilosante es una enfermedad inflamatoria de causa desconocida que afecta al esqueleto axial, es decir, a la columna y a la pelvis.

¿A quién afecta la espondilitis anquilosante?

Esta enfermedad suele comenzar entre los diez y los treinta años de edad, y es tres veces más frecuente en hombres que en mujeres.

En general afecta a uno de cada 1.000 habitantes.

Aunque se desconoce su causa, se sabe que aparece con mayor frecuencia en personas que poseen en sus glóbulos blancos un marcador llamado antígeno HLA- B 27. Este marcador se hereda como el color del pelo o de los ojos, lo que no quiere decir que esta enfermedad «se herede», simplemente se hereda una mayor probabilidad de padecerla.

¿Qué síntomas presenta el paciente que sufre una espondilitis anquilosante?

Los primeros síntomas aparecen al principio de la adolescencia o de la edad adulta. Es raro que comience a partir de los cuarenta años.

El primer síntoma que suele notar el paciente es un dolor constante y profundo a nivel de los glúteos o en la zona lumbar baja que se acompaña de rigidez en esa zona por las mañanas durante varias horas y que va desapareciendo a medida que hace ejercicio. El comienzo del dolor suele ser lento y paulatino de modo que el paciente no sabe especificar exactamente cuando empezó a dolerle la espalda. Con el tiempo el dolor se hace más constante llegando a despertar al paciente por la noche obligándole a levantarse. Estos síntomas suelen acompañarse de sensación de hipersensibilidad en los huesos al contacto o a la presión.

Entre un 25-35 por 100 de los pacientes tienen artritis en los hombros y caderas, y hasta un tercio de los pacientes en algún momento de la enfermedad sufren artritis de otras articulaciones.

El dolor y rigidez del cuello por afectación de la columna cervical no suele presentarse hasta fases avanzadas de la enfermedad.

Las articulaciones no son las únicas afectadas. Como en otras muchas enfermedades que hemos descrito hasta ahora, en la espondilitis anquilosante también pueden afectarse otras partes del cuerpo. Así, la manifestación extraarticular más frecuente es la uveitis anterior. La uveitis es la inflamación de una región del ojo llamada úvea. Los síntomas son dolor, lagrimeo e hipersensibilidad a la luz en uno de los ojos. Un pequeño porcentaje de pacientes presenta síntomas cardíacos y hasta el 50 por 100 inflamación del intestino (aunque a la mayoría de ellos no suele producirle síntomas).

¿Cómo se diagnostica la espondilitis anquilosante?

No hay ningún análisis de sangre que nos de el diagnóstico de espondilitis anquilosante. Las alteraciones que podemos encontrar en estos pacientes son comunes a multitud de enfermedades.

Las radiografías pueden ser normales en los casos leves o al comienzo de la enfermedad. La primera alteración que aparece suele ser la alteración de las articulaciones sacroilíacas, que unen el hueso sacro y la pelvis. La columna «se endereza» perdiendo su curvatura normal y los cuerpos de las vértebras parecen cuadrados, dando a la columna un aspecto como «en caña de bambú».

Por todo esto el diagnóstico de espondilitis anquilosante en fases precoces, antes de que ya hayan aparecido estas alteraciones en las radiografías puede ser muy difícil. Actualmente se emplean unos criterios diagnósticos elaborados en Nueva York en 1984.

Criterios diagnósticos de espondilitis anquilosante:

1. Dolor de espalda de tipo inflamatorio. Suele aparecer por debajo de los cuarenta años (ya hemos señalado que es muy rara esta enfermedad por encima de esta edad), comienza poco a poco y debe estar presente de forma continua durante al menos tres meses, tiene que acompañarse de rigidez por las mañanas y mejorar con el ejercicio.
2. Limitación de los movimientos de la columna lumbar en los planos frontal y sagital.
3. Limitación de las excursiones respiratorias en relación con los valores normales correspondientes a su edad y sexo.
4. Signos radiográficos de sacroileitis.

Cuando un paciente tiene signos en la radiografía sugerentes de sacroileitis y cumple uno sólo de los demás criterios se dice que padece esta enfermedad. No obstante, se ha visto que hay pacientes que poseen el antígeno HLA- B 27 y alguno de los síntomas mencionados, pero no alteraciones en las radiografías que con el paso del tiempo acaban presentándolas siendo entonces diagnosticados de esta enfermedad.

¿Cuál es el tratamiento de la espondilitis anquilosante?

No existe un tratamiento definitivo que cure esta enfermedad. La mayoría de los pacientes necesita tomar fármacos antiinflamatorios para poder desarrollar su actividad normal pues alivian el dolor y la rigidez. Lo mismo ocurre con el ejercicio que mejora la movilidad. Cuando el dolor y la invalidez es importante y no responde al tratamiento nos queda el recurso de la cirugía, sobre todo en la artritis de cadera produce mejorías espectaculares en la calidad de vida de los pacientes.

Las complicaciones extraarticulares como la uveitis o las alteraciones cardíacas tienen su tratamiento específico.

RECOMENDACIONES PARA LOS PACIENTES CON ESPONDILITIS ANQUILOSANTE

- Hacer ejercicio diariamente, el mejor ejercicio para estos pacientes es sin duda la natación. Deben evitar aquellos deportes o ejercicios que les obliguen a tener la espalda mucho tiempo flexionada. Aparte también les puede resultar útil realizar algunos ejercicios específicos para la columna que les detallamos más adelante.
- Mantener posturas correctas. Intentar mantener una postura erguida al andar, dormir sobre un colchón duro, sentarse sobre una silla de respaldo recto y no demasiado mullida o baja, al conducir ponerse una almohadilla en la zona lumbar y apoyar la cabeza.
- No estar demasiado tiempo sentado o tumbado para evitar la rigidez.
- No llevar demasiado peso.
- Darse una ducha caliente por las mañanas para aliviar la rigidez y relajar los músculos.
- No fumar para no perjudicar la función respiratoria puesto que la rigidez de la columna puede llegar a disminuir la movilidad de la caja torácica.

Para mejorar la capacidad respiratoria el paciente puede realizar alguno de los ejercicios que le explicamos a continuación:

- Inspirar por la nariz con la boca cerrada moviendo lentamente ambos codos hacia atrás, una vez que haya llegado con los dos codos atrás, llévelos hacia delante mientras espira lentamente por la boca. Repetir diez veces estos movimientos.

● Flexionar el tronco hacia delante hasta que los codos contacten con las rodillas al tiempo que expulsa el aire lentamente por la boca. Una vez que haya llegado al final realice el movimiento opuesto echando los codos hacia atrás al tiempo que inspira lentamente por la nariz. Realice este movimiento diez veces.

● Siéntese en una silla de respaldo recto, coloque una de las manos detrás de la nuca y la otra en la cintura, inspire profundamente y a continuación espire el aire lentamente al tiempo que echa el codo que tiene a la altura de la nuca hacia delante. Repita este ejercicio diez veces con ambos brazos.

● Flexione el cuerpo hacia delante intentando tocar con el codo la rodilla opuesta mientras espira, y al llegar al final, eche el codo hacia atrás mientras inspira. Cambie de brazo y repita diez veces el ejercicio.

● Colóquese de pie con los brazos en cruz, inspire lentamente por la nariz y después espire lentamente a medida que va bajando los brazos. Repita diez veces este ejercicio.

● Coloque una mano en la cintura y la otra estirada por encima de la cabeza, inspire lentamente por la nariz, a continuación espire por la boca mientras va bajando el brazo que tenía levantado. Repita este movimiento cambiando de brazos.

● Coloque una mano en la cadera y la otra estirada hacia el suelo, cuando suba esta mano a la cadera inspire lentamente por la nariz y cuando vuelva a estirarla hacia el suelo espire por la boca. Repita este ejercicio diez veces con cada mano.

Ejercicios para la columna cervical

Estos ejercicios deben realizarse sentados en una silla de respaldo recto. Si se hacen frente a un espejo será más fácil poder controlar su correcta realización. Pruebe a realizarlos dos veces al día, por la mañana y por la noche. Su objetivo es movilizar la región cervical y relajar la musculatura de la zona.

- Deje caer la cabeza suavemente hacia atrás y después hacia delante. Repita diez veces el ejercicio hacia atrás y hacia delante.

- Incline la cabeza hacia la derecha y hacia la izquierda como si quisiera que sus orejas tocaran sus hombros, es decir, sin girar la cabeza. Repita el movimiento diez veces a cada lado.

- Ahora gire la cabeza hacia la derecha y después hacia la izquierda, como si quisiera mirar por encima de su hombro. Repita diez veces el movimiento hacia uno y otro lado.

- Intente realizar un giro con toda la cabeza hacia la derecha y después hacia la izquierda. Haga este movimiento muy lentamente sin brusquedad, haciendo una pausa entre un giro y otro.

- Mueva los brazos en círculos sin doblar los codos, primero en un sentido y luego en el otro. Repita diez veces el movimiento en cada sentido.

- Coloque los brazos en cruz y a continuación levántelos por encima de su cabeza estirados, vuelva a la primera posición y repita diez veces el ejercicio.

Ejercicios para la columna dorsal

Estos ejercicios deben realizarse tumbados sobre una superficie dura y lisa.

- Tumbado boca abajo con la frente apoyada en el suelo y los brazos en cruz, intente levantar la cabeza, los brazos y la parte alta del tronco lentamente. Repita diez veces este movimiento.

- Tumbado boca abajo con la frente apoyada en el suelo coloque los brazos estirados por encima de su cabeza y levántelos alternativamente, una vez uno y otra vez otro, sin mover las piernas ni la cabeza. Repita diez veces el movimiento con cada brazo.

- De nuevo en la misma posición que el ejercicio anterior, pero esta vez intente levantar los dos brazos al mismo tiempo. De nuevo repita diez veces el ejercicio.
- Ahora póngase a gatas, balancee un brazo de delante a atrás siguiéndolo con la mirada. Después haga lo mismo con el otro brazo, y ya sabe, diez movimientos con cada uno.
- Este último ejercicio se realiza sentado, así que siéntese en el suelo con la espalda apoyada en una superficie recta, ponga las manos detrás de la nuca, las piernas estiradas y abiertas unos cincuenta centímetros; inclínese lateralmente a uno y otro lado alternativamente. Diez movimientos a cada lado.

Ejercicios para la columna lumbar

Estos ejercicios están destinados a la región lumbar, abdominal y a los músculos extensores de la columna. Deben realizarse sobre una superficie lisa y dura.

- Túmbese de espaldas y doble las rodillas, ahora contraiga los abdominales sin elevar el tronco, pegue las rodillas al pecho y después bájelas de nuevo volviendo a la posición inicial, para finalizar arquee ligeramente la región lumbar. Este es un ejercicio más complejo en varias fases. Diez repeticiones.
- Túmbese de nuevo boca arriba con los brazos en cruz, doble las rodillas y péguelas al pecho, ahora sin despegarlas del pecho y sin despegar los brazos del suelo, llévelas hacia la derecha hasta tocar el suelo y después hacia la izquierda. Repita el movimiento diez veces a cada lado.
- Ahora un ejercicio boca abajo. Túmbese boca abajo con las manos debajo de la frente y las piernas estiradas. Sin doblar las rodillas levante las dos piernas a la vez (no levante tampoco la cabeza). Repita el movimiento las consabidas diez veces.

- Este ejercicio también se realiza boca abajo pero requiere algo más de coordinación. Colóquese tumbado boca abajo con los brazos estirados por encima de su cabeza y levante al mismo tiempo la pierna de un lado y el brazo contrario. Recuerde que no debe doblar la rodilla. Diez veces con cada lado.
- Otro boca abajo. Tumbado con las manos debajo de la frente levante la parte superior del tronco sin separar las manos de la frente. Diez veces.
- Póngase a gatas y curve la espalda como un gato, continúe el movimiento hasta sentarse sobre los talones y vuelva a la posición inicial. Diez veces.
- Aprovechemos que estamos a gatas para otro ejercicio. Lleve una de las rodillas hacia el pecho, combando mucho la espalda y después llévela hacia atrás estirándola. Cambie de pierna y repita el ejercicio... diez veces, muy bien.

Todos estos ejercicios son orientativos. No es necesario que los haga todos. Lo importante es que sea constante y los realice sin brusquedad. Si alguno le produce dolor, NO LO HAGA. Y las diez repeticiones... también son orientativas.

RECUERDE

- La espondilitis anquilopoyética es una enfermedad de comienzo típicamente juvenil.
- Actualmente no hay ningún tratamiento que la cure definitivamente pero la mayoría de los pacientes pueden realizar su trabajo habitual sin grandes problemas siempre que no les suponga permanecer quietos demasiado tiempo.

SABÍA USTED QUE...

- Antiguamente a esta enfermedad se la conocía como enfermedad de Marie-Strümpell o enfermedad de Bechterew.

SÍNDROME DE REITER

¿Qué es el síndrome de Reiter?

Es el nombre por el que antes se conocía a la que hoy se llama artritis reactiva.

La artritis reactiva es una artritis que aparece como complicación de una infección de otra parte del organismo.

Durante la Primera y Segunda Guerra Mundial se vieron muchos casos de pacientes que presentaban conjuntivitis y uretritis junto con signos de artritis. Al conjunto de estos síntomas se le llamó síndrome de Reiter. Posteriormente se identificó un grupo de bacterias que podían ser las causantes de los síntomas. Con el paso del tiempo hemos visto que muchos pacientes con artritis en el contexto de una infección no tienen porqué presentar estos tres síntomas, de hecho, la mayoría no los presentan. Por eso se decidió cambiar el nombre por el de artritis reactiva independientemente de que pueda demostrarse la presencia de una infección o no.

Hoy por hoy cuando un paciente tiene signos de artritis y los síntomas clásicos del síndrome de Reiter sin poder demostrarse una infección previa se dice que padece una espondiloartropatía indiferenciada.

¿A quién afecta la artritis reactiva?

Como sucede en el caso de la espondilitis anquilosante, la artritis reactiva afecta preferentemente a aquellos individuos que han heredado el antígeno HLA- B 27. Entre el 60-85 por 100 de los pacientes estudiados son B 27 positivos.

Aunque la enfermedad es más frecuente en personas entre dieciocho y cuarenta años de edad, también puede aparecer en niños mayores de cinco años y en mayores de cuarenta.

Como la artritis es secundaria a la infección que la produce, la incidencia de la enfermedad depende del tipo de infección que la desencadene. Por ejemplo, si el desencadenante es una infección intestinal, la incidencia es igual en hombres que en mujeres, pero si es una infección venérea es muchísimo más frecuente en hombres.

¿Qué tipo de infecciones desencadenan una artritis reactiva?

En 1944 hubo muchos casos de artritis reactiva entre las tropas finlandesas. Fue entonces cuando se identificó la primera bacteria que podía producirla. Se llama *Shigella flexneri*.

Desde entonces son muchas las bacterias que se han identificado como causantes de esta enfermedad. Algunas suelen producir infecciones intestinales como la *Salmonella*, la *Yersinia enterocolitica* y el *Clostridium yeyuni*. Otras pueden causar infecciones génitourinarias como la *Chlamydia trachomatis*.

Se sospecha que otros agentes infecciosos pueden ser responsables pero hasta el momento no ha podido demostrarse fehacientemente. De momento son sólo sospechosos. Es el caso del *Clostridium difficile* (que es el causante de diarreas en pacientes sometidos a tratamientos antibióticos), la *Yersinia pseudotuberculosis,* la *Neisseria gonorrhoeae* (responsable de infecciones venéreas) y el *Ureaplasma urealyticum* que causa infecciones génitourinarias. Recientemente también se ha sospechado que la *Chlamydia pneumoniae,* una bacteria implicada en infecciones respiratorias, pueda ser desencadenante de la artritis reactiva.

¿Por qué se produce la artritis reactiva?

No está claro. No se sabe si se produce por el mismo mecanismo en todos los casos, ni siquiera el porqué los pacientes que heredan el antígeno HLA- B 27 son tan propensos a padecerla.

¿Qué síntomas presentan los pacientes con artritis reactiva?

En la mayoría de los casos existen datos de que el paciente ha pasado una infección entre una y cuatro semanas antes de que aparezcan los síntomas de artritis. No obstante existe una minoría considerable en la que no es posible recabar ningún dato en este sentido.

Es muy habitual que el paciente se encuentre cansado, con malestar general, pierda peso e incluso tenga fiebre. Las articulaciones se inflaman de una forma más o menos brusca. Es lo que se llama una artritis asimétrica y aditiva, porque con el paso del tiempo se van inflamando más articulaciones sin tener una disposición simétrica. Es decir puede inflamarse una muñeca sí y la otra no, una rodilla sí y no la otra, etc.

Las articulaciones que más se afectan son las de las piernas, las rodillas, los tobillos y las de los dedos de los pies. Pero no es raro que se afecten también la muñeca y los dedos de las manos.

Es una artritis bastante dolorosa y no es raro que se formen derrames articulares a tensión, sobre todo en la rodilla.

Una manifestación peculiar que aparece en esta enfermedad y en otra llamada artritis psoriásica es el «dedo en salchicha» o dactilitis. Consiste en la hinchazón aislada de un solo dedo de la mano o del pie.

El dolor de espalda también es bastante frecuente.

Puede haber infecciones urogenitales durante todo el curso de la enfermedad, tanto en hombres como en mujeres, que pueden o no dar síntomas.

La afectación de los ojos es bastante frecuente y muy variada. Abarca desde cuadros leves de conjuntivitis hasta otros graves que responden mal al tratamiento.

También son habituales las lesiones cutáneas y las úlceras en la boca.

¿Cómo se diagnostica la artritis reactiva?

No existe ningún análisis ni ninguna alteración en las radiografías que nos indique a ciencia cierta que un paciente padece esta enfermedad. Como la mayoría de las veces en Medicina el diagnóstico es clínico.

Determinar el antígeno HLA- B 27 en una persona sugerente de artritis reactiva supone sólo una ayuda, puesto que aunque es más frecuente en los B 27 positivos, también pueden padecerla los negativos.

¿Cómo se trata la artritis reactiva?

Generalmente se trata con antiinflamatorios. A pesar de que el desencadenante parece ser una infección, no se ha visto que los antibióticos den buenos resultados.

Algunas manifestaciones como algún tipo de inflamación ocular requiere un tratamiento agresivo con corticoides.

¿Se cura la artritis reactiva?

Los resultados son muy variables. La mayoría de los pacientes mejora con el tratamiento antiinflamatorio, pero algunos no mejoran en absoluto. Son frecuentes las recaídas y a veces tienen secuelas a largo plazo.

SABÍA USTED QUE...

- Los primeros casos de síndrome de Reiter se describieron en soldados durante la Primera y Segunda Guerra Mundial.
- Que el primer gérmen responsable de la artritis reactiva se identificó durante una epidemia entre soldados finlandeses en 1944.

RECUERDE

- La artritis reactiva se produce en respuesta a una infección que a veces pasa desapercibida.
- Se trata con antiinflamatorios, no con antibióticos.
- Son frecuentes las recaídas.

CUESTIONARIO

1. **Señale la respuesta correcta:**
   a) La espondilitis anquilosante es una enfermedad inflamatoria que afecta sobre todo a las articulaciones de las
   manos y los pies.
   b) La espondilitis anquilosante es tres veces más frecuente
   en mujeres que en hombres.
   c) La espondilitis anquilosante afecta fundamentalmente
   al esqueleto axial (columna y pelvis).
   d) Lo característico es que debute a partir de los ochenta
   años de edad.
   e) Los pacientes HLA-B 27 son menos propensos a padecer esta enfermedad.

2. **Señale la respuesta correcta:**
   a) El primer síntoma de la espondilitis suele ser un dolor
   agudo en los tobillos.
   b) La rigidez suele aparecer a última hora de la tarde y
   aumenta con el ejercicio.
   c) El primer síntoma suele ser un dolor constante y profundo de aparición insidiosa a nivel de los glúteos o
   zona lumbar.
   d) La afectación de la columna cervical aparece en las
   fases más tempranas de la enfermedad.
   e) Se trata con antibióticos.

3. **Señale la respuesta correcta:**
   a) El síndrome de Reiter se conoce actualmente como
   artritis reactiva y es una complicación de una infección
   en cualquier otra parte del organismo.
   b) Aparece en relación con una infección articular.

c) Se describió inicialmente como la triada: uretritis, artritis y otitis.

d) Sólo aparece en relación con infecciones por virus y hongos, las bacterias nunca la ocasionan.

e) Es una artritis simétrica, es decir, afecta a ambas manos, ambos pies...

SÍNDROME DE BEHÇET

¿Qué es el síndrome de Behçet?

Es una enfermedad de causa desconocida en la que se afectan los ojos y aparecen úlceras en la boca y la zona urogenital.

¿A quién afecta el síndrome de Behçet?

Es una enfermedad que se observa en todo el mundo. Afecta principalmente a adultos jóvenes y habitualmente es más grave en hombres que en mujeres.

¿Qué síntomas tiene el paciente con el síndrome de Behçet?

Como otras de las enfermedades que hemos descrito hasta ahora el diagnóstico de síndrome de Behçet se hace en base a unos criterios. Si el enfermo sufre úlceras en la boca recidivantes (que es el criterio diagnóstico principal) más alguno de los síntomas que se enumeran a continuación, decimos que padece un síndrome de Behçet.

Criterios diagnósticos del síndrome de Behçet

Úlceras recidivantes en la boca, más dos de las siguientes manifestaciones:

- Úlceras genitales recidivantes.
- Lesiones oculares.
- Lesiones cutáneas.
- Prueba de patergia.

Las úlceras de la boca, al igual que las genitales, pueden ser superficiales o profundas, duelen y duran de una a dos semanas desapareciendo luego sin dejar cicatrices.

La prueba de patergia es una manifestación frecuente que consiste en una reacción inflamatoria a cualquier erosión en la piel o a la inyección de suero salino.

La manifestación más temible es la ocular pues a veces evoluciona rápidamente a la ceguera.

Puede aparecer artritis en rodillas y tobillos y no produce deformidades.

Hasta un 25 por 100 de los pacientes padecen trombosis superficiales o profundas, y a veces se producen alteraciones en el sistema nervioso central y cuadros psiquiátricos.

¿Se puede detectar con un análisis de sangre?

NO. Al igual que en la mayoría de las enfermedades descritas hasta ahora las alteraciones que podemos encontrar en la sangre de estos enfermos son inespecíficas.

¿Cómo se trata el síndrome de Behçet?

Cada síntoma se trata por separado. Las lesiones cutáneas pueden mejorar con corticoides aplicados en ellas. La artritis puede mejorar con colchicina o interferón. Las manifestaciones oculares y del sistema nervioso son las más graves y las que necesitan un tratamiento más agresivo con corticoides e inmusupresores.

RECUERDE

- El síndrome de Behçet es una enfermedad propia de jóvenes.
- Su manifestación más temible es la afectación ocular que puede llevar a la ceguera, por lo que requiere un tratamiento agresivo.

ARTRITIS INFECCIOSA

¿Qué es la artritis infecciosa?

Es la infección de una o más articulaciones por un germen. Lo más habitual es que las responsables sean bacterias, pero también los virus o los hongos pueden producir artritis. También se le llama artritis séptica.

¿Cómo se diagnostica una artritis infecciosa?

La clave del diagnóstico es el análisis del líquido articular que se extrae mediante la punción de la articulación con una aguja. Un primer análisis de este líquido suele ser muy orientativo, pero el diagnóstico definitivo lo tendremos al crecer el germen responsable en los cultivos de sangre o de ese líquido.

¿Cómo se produce una artritis infecciosa?

Las bacterias llegan a la articulación a través de la sangre. Este es el mecanismo de infección más frecuente, aunque también es posible que la articulación se infecte en una intervención quirúrgica como la implantación de una prótesis y por una herida directa sobre ella, como, por ejemplo, en un accidente.

¿Qué gérmenes producen artritis infecciosa?

Los gérmenes más frecuentes varían en función del grupo de edad. Así, en los lactantes son más frecuentes los estreptococos, los bacilos gram negativos y el estafilococo aureus. En los adultos jóvenes y en los adolescentes es el gonococo, y en el conjunto de todos los adultos, el estafilococo aureus es siempre «el rey de la artritis».

¿A qué personas puede afectar la artritis infecciosa?

Aunque puede afectar a personas totalmente sanas, hay poblaciones que tienen más riesgo de padecer esta enfermedad.

Los enfermos de diabetes, con artritis reumatoide, en tratamiento con hemodiálisis, con algún tipo de cáncer o que siguen tratamiento prolongados con corticoides tienen más riesgo de sufrir un artritis infecciosa. También las personas que consuman drogas por vía intravenosa tienen un riesgo mayor al inocularse el gérmen en la sangre con los numerosos pinchazos.

¿Qué síntomas tiene el paciente que sufre una artritis infecciosa?

En el 90 por 100 de los casos se afecta una única articulación. La más frecuente es la rodilla, seguida por la cadera, y a mayor distancia por el hombro, la muñeca y el codo.

En los adictos a drogas por vía intravenosa es más frecuente que se afecte la columna, las articulaciones del sacro con la pelvis y las del esternón con las costillas.

Lo más habitual es que el paciente presente fiebre, la articulación afectada se hinche, esté caliente y enrojecida, le duela y no pueda movilizarla bien por la presencia de derrame articular.

¿Cómo se diagnostica una artritis infecciosa?

Ya hemos dicho que la clave está en el análisis del líquido articular y en los cultivos tanto de sangre como del propio líquido.

¿En qué consiste el tratamiento de la artritis infecciosa?

La base del tratamiento son los antibióticos intravenosos y el drenaje del pus de la articulación. Cuanto más precoz sea el tratamiento más posibilidades tendremos de evitar complicaciones como la destrucción del cartílago y las deformidades.

RECUERDE

- La artritis infecciosa es la infección de una o varias articulaciones por un germen que generalmente llega a ella a través de la sangre.
- Suele afectar a personas previamente sanas pero hay individuos que están más predispuestos a padecerla.
- El tratamiento precoz con antibióticos intravenosos y el drenaje del pus de la articulación es muy importante para intentar reducir al máximo el riesgo de secuelas.

ARTRITIS PSORIÁSICA

¿Qué es la artritis psoriásica?

Es una artritis inflamatoria crónica que aparece entre un 5-42 por 100 de las personas que padecen psoriasis.

¿Qué es la psoriasis?

Es una de las enfermedades dermatológicas más frecuente. Afecta entre un 1-2 por 100 de las personas. La forma más frecuente es la llamada psoriasis en placas que suele localizarse en codos, rodillas y cuero cabelludo y a veces cursa con picor. No se conoce su origen pero parece tener un importante componente genético de modo que más del 50 por 100 de los pacientes tiene algún familiar que también la padece.

¿Por qué unos pacientes con psoriasis desarrollan artritis y otros no?

No se sabe. Hasta la fecha no se conocen las causas, ni de la psoriasis misma ni de los cuadros de artritis que pueden aparecer en relación con ella.

¿Existe un único tipo de artritis psoriásica?

NO, existen tres tipos diferentes. Existe una forma asimétrica, otra simétrica y otra llamada espondilitis psoriásica. Cada tipo posee unas características diferentes y afecta a un grupo determinado de población.

ARTRITIS ASIMÉTRICA

Engloba aproximadamente a la mitad de los pacientes. Afecta por igual a hombres y mujeres. Aparece varios años después de que lo haga la psoriasis y las articulaciones que afecta con mayor frecuencia son las de los dedos de las

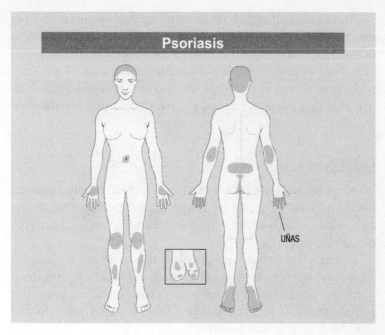

Psoriasis

UÑAS

manos como una dactilitis (dedos en salchicha). La mayoría
de estos pacientes tiene alteraciones en las uñas en forma de
pequeños puntos (como si se los hubieran tallado con alfile-
res) y crestas, que no guardan ninguna relación con la evolución de la artritis. La tercera parte de los pacientes padece
complicaciones en los ojos que pueden ser variadas.

Tiene buen pronóstico. Sólo la cuarta parte de los enfermos desarrollará una forma destructiva de artritis progresiva.

ARTRITIS SIMÉTRICA

Afecta al 25 por 100 de los pacientes. El cuadro se parece
a una artritis reumatoide. Esta forma de artritis psoriásica es
dos veces más frecuente en las mujeres que en los hombres.
Aparece al mismo tiempo que la psoriasis, a diferencia de la
forma asimétrica que lo hace años después.

Afecta a las grandes articulaciones de los miembros (es decir, rodillas y codos) además de a las manos como lo hacía la anterior. Casi todos los enfermos presentan alteraciones en las uñas pero es poco habitual que afecte a los ojos.

El pronóstico es peor que en el grupo anterior. Más de la mitad de los pacientes acaba desarrollando una artritis destructiva.

ESPONDILITIS PSORIÁSICA

Afecta al resto de los pacientes, es decir al cuarto restante. Como ocurría en el primer grupo la psoriasis aparece varios años antes que la artritis. Es más frecuente en los hombres que en las mujeres.

Lo característico de este grupo es que se afecta la columna y los tendones (es muy característico el tendón de Aquiles). También pueden afectarse otras articulaciones. Los pacientes se quejan de dolor de espalda a nivel lumbar y de rigidez matinal. La progresión es muy lenta.

¿Cómo se diagnostica la artritis psoriásica?

No existen análisis u otras pruebas que nos den el diagnóstico. Un paciente con psoriasis y artritis en el que descartamos que existan otras enfermedades padece una artritis psoriásica.

¿Cómo se trata la artritis psoriásica?

El tratamiento fundamental son los antiinflamatorios no esteroideos que reducen la inflamación y alivian el dolor.

La fisioterapia para mantener la fuerza y el tono muscular puede ser muy útil.

En casos más graves hay que recurrir a tratamientos más agresivos con fármacos inmunosupresores.

RECUERDE

- La psoriasis es una de las enfermedades dermatológicas más frecuentes.
- Algunos pacientes con psoriasis pueden presentar artritis al mismo tiempo o años después de que aparezcan las lesiones de la piel.
- No existe un único tipo de artritis psoriásica.

CUESTIONARIO

1. **Señale la respuesta correcta:**
   a) La enfermedad de Behçet es una enfermedad de causa desconocida que se caracteriza por la aparición de úlceras recidivantes (aparecen y desaparecen) en la boca, la región urogenital y los ojos.
   b) Nunca produce ceguera.
   c) Se diagnostica con un simple análisis de sangre.
   d) Es típica de ancianos que tienen otras enfermedades graves.
   e) Es más grave en las mujeres.

2. **Señale la respuesta correcta:**
   a) La artritis infecciosa es la única enfermedad articular que produce fiebre.
   b) También se llama artritis séptica, su causa es infecciosa, fundamentalmente bacteriana.
   c) La artritis séptica nunca aparece en personas previamente sanas.
   d) En el 90 por 100 de los casos se afectan varias articulaciones.
   e) No tiene tratamiento efectivo en el momento actual.

3. **Señale la respuesta correcta:**
   a) La artritis séptica se trata con antibióticos intravenosos y cuanto antes se empiece el tratamiento mejor son los resultados.
   b) Los pacientes diabéticos o con artritis reumatoide son menos propensos a padecer artritis infecciosas, no se conoce la razón.
   c) Todos los pacientes con psoriasis antes o después acaban presentando artritis.

d) Existen más de cien tipos diferentes de artritis psoriásica.

e) En la artritis psoriásica puede aparecer inflamación de uno de los dedos (dactilitis o dedo en salchicha) como sucede en el síndrome de Sjögren.

POLICONDRITIS RECIDIVANTE

¿Qué es la policondritis recidivante?

Es una enfermedad poco frecuente que aparece en todas las razas. Produce episodios de inflamación a nivel de los cartílagos de las orejas, de la nariz y del árbol traqueobronquial, así como en las estructuras internas del ojo y del oído.

Además produce artritis, alteraciones en el corazón, en la piel y en los riñones.

¿A quién afecta la policondritis recidivante?

Generalmente afecta a personas entre los cuarenta y los sesenta años de edad, pero también puede aparecer en niños y en ancianos.

Afecta por igual a hombres y a mujeres.

¿Cuál es la causa de esta enfermedad?

Se desconoce. No se hereda, no es infecciosa...

¿Qué síntomas tiene el paciente con policondritis recidivante?

Lo más habitual es que el paciente presente de repente mucho dolor e inflamación en los pabellones auriculares que aparecen rojos o violáceos. Los lóbulos de las orejas no están afectados porque no tienen cartílago. Como consecuencia de la inflamación el paciente puede presentar vértigo, mareos con náuseas y vómitos, y hasta pérdida de la audición, incluso otitis.

Cuando lo que se inflama es el cartílago de la nariz, el puente nasal se torna rojo e hinchado y es doloroso.

Anatomía de la nariz

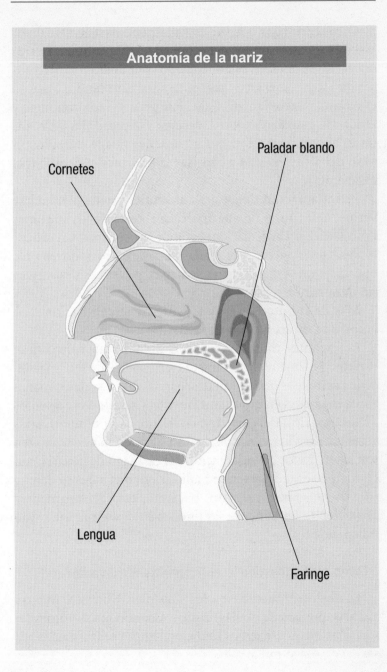

Cornetes

Paladar blando

Lengua

Faringe

Otros cartílagos que suelen inflamarse hasta en el 70 por 100 de los casos son los del árbol traqueobronquial. La tráquea y los bronquios están formados por anillos cartilaginosos que se unen entre sí por un tejido más blando. Cuando estos anillos se inflaman el paciente presenta tos, ronquera y dolor a la palpación sobre la laringe y la parte alta de la tráquea. Si la inflamación es muy intensa puede dificultar el paso del aire llegando a precisar la realización de una traqueostomía.

La inflamación de las articulaciones puede producirse varios meses antes de que aparezca el resto de los síntomas típicos. Afecta a articulaciones grandes y pequeñas. Las articulaciones permanecen inflamadas durante un período variable que va de unos días a varias semanas, y después desaparece sin dejar rastro.

Más de la mitad de los pacientes tienen alteraciones en los ojos de diversos tipos y gravedad.

Los acontecimientos se desarrollan de una forma muy variable. Normalmente consiste en episodios de inflamación de los cartílagos que duran desde unos días a varias semanas y que desaparecen espontáneamente. Cuando los episodios de inflamación del cartílago de las orejas se repiten varias veces, este se vuelve blando y caído. Cuando lo que se repiten son los períodos de inflamación del cartílago de la nariz, con el tiempo se va deformando adquiriendo el aspecto de una silla de montar. En algunos pacientes esta deformidad va apareciendo lentamente sin que sea evidente ningún signo inflamatorio.

¿Cómo se diagnostica la policondritis recidivante?

Se diagnostica en base a los síntomas. No existe ningún análisis que nos dé el diagnóstico. Cuando los síntomas no son tan típicos y tenemos duda, podemos realizar una biopsia del cartílago inflamado.

¿Cómo se trata la policondritis recidivante?

Durante las fases activas los corticoides a altas dosis ayudan a controlar el brote inflamatorio. Después se va reduciendo la dosis paulatinamente hasta intentar retirarlos. En algunos pacientes no es posible y deben mantener una dosis pequeña de por vida.

En pacientes que no responden a los esteroides o que necesitan dosis muy altas para mantener controlada la enfermedad pueden utilizarse otros fármacos inmunosupresores.

RECUERDE

- La policondritis recidivante es una enfermedad rara.
- Produce inflamación de los cartílagos de las orejas, la nariz y la tráquea en ataques que duran varios días y desaparecen solos.

ESCLERODERMIA

¿Qué es la esclerodermia?

Es una enfermedad de causa desconocida que afecta a muchos órganos del cuerpo. El problema fundamental es que se produce fibrosis (el tejido de las cicatrices) en la piel, los vasos sanguíneos, el aparato gastrointestinal, los pulmones, el corazón y los riñones.

Existen dos tipos de esclerodermia. En realidad se distinguen varios tipos según la extensión de la fibrosis.

Existen formas localizadas en la piel únicamente que se denominan Morfea. A veces son placas únicas o múltiples, y otras veces tienen una morfología peculiar en forma de línea que se localiza en un lado de la frente y en el cuero cabelludo que se llama «en golpe de sable» porque es precisamente eso lo que parece, la cicatriz dejada por un golpe de sable en la frente.

Existe otro tipo llamado esclerodermia cutánea limitada. En este tipo las lesiones de esclerodermia se localizan de forma simétrica en la cara y en la parte distal de los miembros (las manos y los pies). Aunque se denomina «cutánea limitada» es posible que en esta forma se afecten órganos internos.

En la esclerodermia cutánea difusa además de la piel se afectan las vísceras internas en las primeras fases de la enfermedad.

En la esclerosis sistémica sin esclerodermia sucede lo contrario, la fibrosis aparece en órganos internos sin afectar a la piel. Las más graves son las que afectan al corazón, los pulmones y los riñones.

¿A quién afecta la esclerodermia?

Es raro que aparezca en niños o en varones jóvenes. Su incidencia aumenta con la edad encontrándose un pico

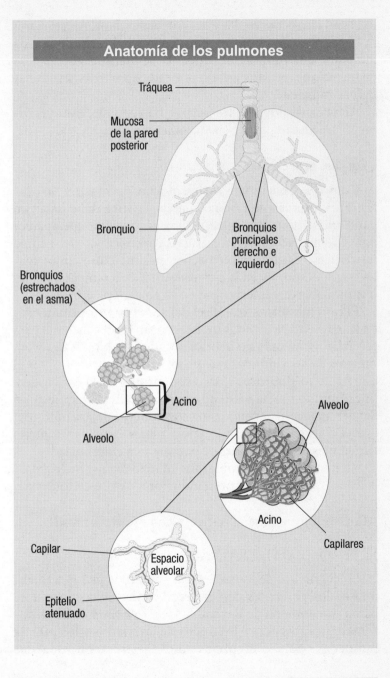

Anatomía de los pulmones

Tráquea

Mucosa
de la pared
posterior

Bronquio

Bronquios
principales
derecho e
izquierdo

Bronquios
(estrechados
en el asma)

Acino

Alveolo

Alveolo

Acino

Capilares

Capilar

Espacio
alveolar

Epitelio
atenuado

máximo entre los treinta y los cincuenta años. Afecta a tres mujeres por cada hombre pero en la edad fértil de la vida femenina esta proporción aumenta de manera espectacular de forma que en este período por cada hombre enfermo hay quince mujeres.

Afecta a cualquier raza pero se ha visto que es especialmente frecuente y grave en las mujeres de raza negra.

¿Por qué aparece la esclerodermia?

Como ya mencionamos al principio, no se sabe. No obstante, es interesante reseñar que la genética debe jugar un papel importante por la frecuencia inusual con que aparece esta enfermedad en algunos grupos étnicos concretos. Pero lo más curioso es que también deben existir factores ambientales que si no producen la esclerodermia directamente, es más que probable que intervengan en su aparición.

El caso más llamativo fue el del aceite de colza adulterado en España en 1981. Todos los que tengan edad suficiente para recordar aquel caso no habrán podido olvidarlo. Pues bien, muchos de los síntomas que padecieron los afectados por el que se llamó síndrome tóxico son propios de la esclerodermia. También se ha visto que los trabajadores expuestos a determinadas sustancias como los mineros del carbón y del oro, el cloruro de polivinilo, epoxiresinas, bencina y tolueno tienen más probabilidades de padecer esta enfermedad.

Algunos fármacos empleados en medicina se incluyen en la lista de sospechosos como inductores de la esclerodermia.

¿Qué síntomas tiene el paciente con esclerodermia?

EL FENÓMENO DE RAYNAUD

El 95 por 100 de los pacientes, es decir, la práctica totalidad de los pacientes con esclerodermia padece lo que se llama el fenómeno de Raynaud. Aparece a nivel de las denominadas partes acras: los dedos de las manos y los pies, la punta de la nariz y las orejas. Ante el estrés emocional, las vibraciones y de forma muy típica, ante la exposición al frío o al agua fría, los dedos de estos pacientes se tornan blancos, azules y rojos sucesivamente. La primera fase de palidez suele acompañarse de frialdad y la última de enrojecimiento con dolor u hormigueo. La razón de este fenómeno es una vasoconstricción de los vasos sanguíneos de estas zonas. No todos los pacientes pasan por las tres fases.

La mayoría de las veces, el fenómeno de Raynaud aparece unos años antes de que aparezca la esclerodermia. Sin embargo, una vez pasados dos años de que aparezca el fenómeno de Raynaud, si no hay síntomas de esclerodermia es muy poco probable que aparezca.

En definitiva, el fenómeno de Raynaud es prácticamente constante en los pacientes con esclerodermia, lo que no quiere decir que todos los pacientes con fenómeno de Raynaud sean enfermos de esclerodermia.

LAS LESIONES CUTÁNEAS DE LA ESCLERODERMIA

En las primeras fases lo que se ve es hinchazón de los dedos de las manos que puede extenderse a los antebrazos, los pies y la parte inferior de las piernas e incluso la cara. La hinchazón que en términos médicos se llama edema puede dejar fóvea. Es decir, al presionar con el dedo sobre la zona, este se queda marcado. El edema puede durar semanas, meses o incluso más tiempo.

Poco a poco, el edema va desapareciendo, y la piel se vuelve paulatinamente dura y gruesa. En los dedos de las manos especialmente, la piel gruesa y tirante acaba por limitar los movimientos, como si el enfermo tuviera puestos unos guantes muy gruesos. Pueden aparecer heridas (úlceras) en las yemas de los dedos, sobre los codos, los nudillos, etc.

La piel puede hiperpigmentarse, como si el paciente hubiera tomado el sol... pero sin que en realidad lo haya tomado.

En el resto del cuerpo la piel pierde el vello, la grasa y las glándulas sudoríparas por lo que se vuelve áspera y seca.

Cuando se afecta la cara, ésta va adquiriendo el aspecto «de pájaro». La fibrosis alrededor de la boca hace que vayan apareciendo arrugas alrededor (nada que ver con el envejecimiento normal) y la nariz se vuelve afilada y ganchuda, perdiendo expresividad facial. La disminución de tamaño de la boca se llama microstomía y puede ocasionar importantes dificultades al enfermo para lavarse los dientes o incluso para comer.

En la esclerodermia lineal que afecta a la frente la deformidad típica es una lesión en forma de cicatriz que surca un lado de la frente y el cuero cabelludo como si al paciente le hubieran golpeado con un sable. Por eso se llama «en golpe de sable».

¿Puede afectar la esclerodermia a los músculos y articulaciones?

También. Más de la mitad de los pacientes con esclerodermia se quejan de hinchazón y dolor en las rodillas y en los dedos de las manos. En las fases más avanzadas de la enfermedad, sobre todo al mover las rodillas, puede oirse un sonido semejante al que producimos al frotar una superficie de cuero.

La afectación de los músculos no es habitual, pero puede aparecer un cuadro semejante a la polimiositis.

Síntomas gastrointestinales en la esclerodermia

Prácticamente todos los pacientes con esclerodermia tienen afectado el tracto gastrointestinal. Más del 50 por 100 de los enfermos tienen síntomas atribuibles a la afectación del esófago.

El esófago tiene su propia musculatura que es la que impulsa el alimento hasta el estómago. Cuando la musculatura esofágica es sustituida por tejido fibroso desaparece la motilidad esofágica y el esófago se dilata. Como consecuencia el paciente puede notar dolor, sensación de «estar lleno» después de haber comido relativamente poco (es lo que se llama plenitud postpandrial). Además cuando el enfermo está tumbado el contenido del estómago refluye fácilmente hacia el esófago. El contenido del estómago es ácido y el esófago no está preparado para albergarlo por lo que el paciente nota una sensación de ardor que sube hasta la garganta. Cuando esta situación se repite una y otra vez, la mucosa del esófago sufre, se inflama y se produce una esofagitis. Con el paso del tiempo pueden producirse hemorragias y cicatrices que van estrechando el esófago. El término médico que designa una estrechez es estenosis. Todas estas situaciones hacen que el enfermo tenga dificultades para tragar y sienta «que se le hace una bola con el alimento que no progresa hasta el estómago».

A nivel del intestino delgado sucede tres cuartos de lo mismo. El intestino pierde su motilidad habitual, acaba dilatándose. En condiciones normales nuestro intestino alberga un gran número de bacterias que nos ayudan a digerir los alimentos. Cuando el intestino se dilata y el tránsito intestinal se retrasa estas bacterias crecen sin control y lo que producen es justamente lo contrario, que los alimentos no se absorban y aparezcan diarreas.

El intestino grueso es el lugar en el que normalmente se reabsorbe el agua. Las heces llegan al intestino grueso en forma líquida y a medida que discurren por él van perdiendo el agua que el organismo va recuperando. Los nutrientes ya han sido absorbidos a su paso por el intestino delgado. La afectación a nivel del intestino grueso produce estreñimiento. Cuando lo que se afecta es el ano se produce incontinencia.

Algunos pacientes tienen manifestación gastrointestinal con mínima o ninguna afectación de la piel. Es lo que al comienzo llamamos esclerosis sistémica sin esclerodermia.

La esclerodermia y sus manifestaciones pulmonares

En estos momentos la afectación pulmonar es la primera causa de muerte en estos pacientes. Antes este puesto

Enfermedades reumatológicas y musculoesqueléticas

lo ocupaba la afectación renal pero los avances médicos han conseguido poder luchar de forma efectiva contra ella. Hasta dos tercios de los enfermos presentan afectación pulmonar.

El síntoma más frecuente es la sensación de falta de aire al realizar algún esfuerzo y la tos seca. Los síntomas no indican necesariamente que exista fibrosis en los pulmones. Hay pacientes con síntomas que no la presentan y otros que sí la tienen y que, sin embargo, apenas refieren síntomas.

Cuando el paciente padece fibrosis tiene más riesgo de sufrir neumonías graves.

También pueden afectarse los vasos pulmonares dando lugar a una enfermedad severa llamada hipertensión pulmonar y que acaba afectando al corazón. Cuando aparece esta complicación el pronóstico empeora de forma alarmante hasta el punto de que la esperanza de vida se reduce a dos años.

La esclerodermia y el corazón

La mayoría de los pacientes con esclerosis cutánea difusa tienen afectación del corazón. Este grupo de pacientes es el que con más frecuencia sufre fibrosis en el miocardio con complicaciones asociadas, pero en general, la fibrosis miocárdica afecta a menos del 10 por 100 de todos los pacientes con esclerosis sistémica.

Los síntomas cardíacos pueden ser debidos a hipertensión pulmonar, inflamación del pericardio (la bolsa que recubre al músculo cardíaco) y a anginas de pecho por espasmo de las coronarias.

La esclerodermia y el riñón

Antes, los enfermos de esclerosis sistémica fallecían fundamentalmente por la afectación renal. Hoy en día se han desarrollado tratamientos eficaces y este fatídico primer puesto como causa de muerte ha pasado a ocuparlo la afectación pulmonar.

150

La forma en que la esclerosis sistémica actúa sobre el riñón es muy variable.

Otras manifestaciones de la esclerosis sistémica

Además de las mencionadas, en los pacientes con esclerosis sistémica es posible encontrar con más frecuencia que en la población general otras alteraciones muy diferentes.

Es el caso del síndrome de Sjögren, alteraciones en la función del tiroides, impotencia masculina, neuralgia del trigémino y la cirrosis biliar.

¿Cuál es la evolución y el pronóstico de un paciente con esclerodermia?

Muy variable. En las fases iniciales es muy difícil establecer un pronóstico pues este viene determinado por los órganos que afecte la enfermedad y la mayoría de las veces esto va sucediendo con el tiempo. En términos generales se ha visto que los pacientes que padecen la forma cutánea circunscrita, a menos que presenten hipertensión pulmonar, tienen un buen pronóstico.

En la forma cutánea difusa las cosas empeoran. Recordemos que en esta forma además de la piel es característico que se afecten otros órganos internos.

¿Se cura la esclerodermia?

Desgraciadamente en el momento actual, NO. Se han ensayado multitud de tratamientos pero hasta este momento no ha surgido ninguno realmente eficaz.

Como esta enfermedad afecta a tal cantidad de órganos, el tratamiento de sus manifestaciones dependerá de la afectación de cada uno, por lo que es imposible detallarlos todos.

RECUERDE

- La esclerodermia es una enfermedad cuya causa se desconoce en la que las células normales son sustituidas por fibrosis.
- Puede afectar a multitud de órganos.
- Su gravedad viene determinada por los órganos a los que afecta, en especial, los vasos pulmonares, los pulmones, el corazón y el riñón.

SABÍA USTED QUE...

- Los enfermos de esclerodermia pueden adquirir un aspecto de «cara de pájaro».
- Una forma de esclerodermia localizada es la de «golpe de sable» y que consiste en una lesión con aspecto de cicatriz que cruza la frente y cuero cabelludo como si al paciente le hubieran asestado un golpe con un sable.
- Los enfermos del llamado «síndrome tóxico» presentaban muchos síntomas parecidos a los que aparecen en la esclerodermia.

ENFERMEDAD MIXTA
DEL TEJIDO CONECTIVO

¿Qué es la enfermedad mixta del tejido conectivo?

Más que una enfermedad es un síndrome que se caracteriza porque en el mismo paciente coexisten manifestaciones clínicas de varias enfermedades autoinmunes al mismo tiempo. Estas enfermedades son el lupus eritematoso sistémico, la esclerosis sistémica, la polimiositis y la artritis reumatoide. Todas ellas han sido mencionadas en capítulos previos.

Además, estos pacientes tienen un rasgo diferenciador. En su sangre es posible detectar un autoanticuerpo llamado RNP nuclear U1. Es precisamente por la particularidad de que estos enfermos presenten este anticuerpo, por lo que muchos autores se empeñen en considerarla una enfermedad aparte. Otros, en cambio, le dan menos importancia y coinciden en considerarla una variante de alguna otra entidad.

¿A quién afecta la enfermedad mixta del tejido conectivo?

Afecta preferentemente a las mujeres. Es mucho más frecuente entre los treinta y los cuarenta años de edad, pero se han visto casos de debut mucho más tardío incluso a los ochenta años e incluso en niños. Aparece en todas las razas en cualquier lugar del mundo.

¿Qué síntomas presenta el paciente con enfermedad mixta del tejido conectivo?

Los pacientes con enfermedad mixta del tejido conectivo pueden presentar cualquiera de los síntomas del lupus eritematoso sistémico, la artritis reumatoide, la esclerosis sistémica o la polimiositis-dermatomiositis.

Sin embargo, hay síntomas que son especialmente frecuentes.

El fenómeno de Raynaud es uno de ellos. Puede aparecer varios años antes que cualquiera de las otras manifestaciones. Los síntomas iniciales más habituales suelen ser el fenómeno de Raynaud, el cansancio, la hinchazón de las manos, los dolores articulares y musculares. El resto de los síntomas suelen aparecer paulatinamente en el curso de los meses y los años siguientes.

Al principio, los dedos e incluso toda la mano aparecen hinchados, pero con el tiempo desaparece la inflamación y la piel junto con el resto de los tejidos se atrofia, es decir, se vuelve fina y dura (como ocurría en la esclerodermia). Algunos pacientes presentan alteraciones en la piel semejantes a las del lupus eritematoso sistémico.

La artritis, las alteraciones pulmonares, cardíacas, renales, musculares y vasculares ya descritas en los capítulos previos pueden presentarse en mayor o menor medida en estos pacientes.

¿Qué alteraciones aparecen en las analíticas de los pacientes con enfermedad mixta del tejido conectivo?

Salvo el anticuerpo RNP nuclear U1, el resto de los hallazgos son inespecíficos.

¿Cuál es el tratamiento de la enfermedad mixta del tejido conectivo?

Esencialmente es el mismo que el de las enfermedades que lo engloban.

¿Cuál es el pronóstico del paciente con enfermedad mixta del tejido conectivo?

En general es favorable. Con el curso de los años, la mayoría de los pacientes acaba presentando una de las enfermedades del tejido conectivo que definen esta enfermedad.

Es decir, acaba dando la cara una de ellas. En este momento, el pronóstico del paciente dependerá de cuál sea la enfermedad que se haya manifestado y el alcance de sus manifestaciones.

RECUERDE

- La enfermedad mixta del tejido conectivo es una entidad en la que los pacientes presentan síntomas propios de varias enfermedades distintas, pero al mismo tiempo. Además tienen una particularidad: que en su sangre es detectable un anticuerpo especial, el anti-U1.
- Con el paso del tiempo una de estas enfermedades acaba predominando.
- Algunos autores son reticentes a considerarla una enfermedad aparte.

FASCITIS EOSINÓFILA

¿Qué es la fascitis eosinófila?

Es una enfermedad semejante a la esclerodermia y de causa desconocida. Tiene la particularidad de que los síntomas comienzan después de que el individuo se haya sometido a un ejercicio importante. A partir de ese momento la enfermedad da la cara.

¿Por qué se llama fascitis eosinófila?

«Fascitis» significa inflamación de las fascias. Las fascias son las envolturas de los músculos y los tendones. El término «eosinófila» se refiere al hecho de que en las primeras etapas de esta enfermedad es posible observar en la sangre de los pacientes un aumento marcado de un tipo de glóbulos blancos llamados eosinófilos.

¿A quién afecta la fascitis eosinófila?
¿Qué síntomas produce?

Es una enfermedad propia de adultos. Tras una actividad física extenuante, los síntomas aparecen bruscamente en forma de hinchazón en manos y pies que duele al contacto. Rápidamente la piel se vuelve dura y «fruncida», como si fuera un empedrado.

En las fases iniciales la inflamación puede causar atrapamiento de los tendones que discurren a nivel de la muñeca y acabar produciendo contracturas en flexión (los tendones se retraen y dan a la mano el aspecto de una garra).

¿Cuál es el pronóstico del paciente con fascitis eosinófila?

Al cabo de dos a cinco años por término medio, las contracturas van mejorando. Algunos pacientes curan espontáneamente pero en otros quedan secuelas.

¿Cómo se trata la fascitis eosinófila?

No existen pautas de tratamiento bien establecidas. Parece ser que se ha visto cierta mejoría de los síntomas con el uso de glucocorticoides, así como con la administración de un fármaco denominado cimetidina.

RECUERDE

- La fascitis eosinófila es una enfermedad semejante a la esclerodermia.
- Los síntomas aparecen bruscamente después de que el paciente se haya sometido a una actividad física extenuante.
- No se conocen las causas que la producen.
- Pueden producirse curaciones espontáneas al cabo de algunos años.

SÍNDROME DE EOSINOFILIA-MIALGIAS

¿Qué es el síndrome de eosinofilia-mialgias?

Los primeros casos de este síndrome aparecieron en 1989. Los pacientes presentaban lesiones cutáneas parecidas a las de la esclerodermia, dolores musculares (que se denominan mialgias) y aumento de eosinófilos en la sangre.

Se comprobó que la mayoría de los casos, aunque no todos, estaban en relación con la toma de una sustancia denominada L-triptófano que fabricaba una determinada empresa japonesa. Los enfermos habían ingerido una partida de L-triptófano contaminada. Es decir, el síndrome eosinofilia-mialgias era algo parecido al tristemente famoso síndrome tóxico español. En realidad nunca quedó completamente demostrado que esta enfermedad fuera causada por este contaminante o si era otro el agente desencadenante. No obstante, los productos con L-triptófano fueron retirados del mercado en 1990.

VASCULITIS

VASCULITIS:
Introducción

¿Qué son las vasculitis?

Las vasculitis son un grupo de enfermedades con una circunstancia común. En todas ellas la alteración fundamental es que las paredes de los vasos sanguíneos se inflaman y lesionan. Como consecuencia el calibre de los mismos disminuye y los tejidos a los que llevan sangre sufren. Cuando un tejido sufre por disminución del aporte de sangre se dice que presenta isquemia.

La alteración vascular puede estar limitada a un solo órgano, como la piel, o afectar a varios sistemas. Los vasos afectados pueden ser de gran calibre, como la aorta, de mediano o de pequeño calibre, como en el caso de las vasculitis que afectan a la piel.

Son muchas las enfermedades vasculíticas y muchas veces comparten síntomas y signos lo que hace muy difícil diferenciarlas y clasificarlas.

A continuación vamos a describir algunas:

- La panarteritis nodosa.
- La enfermedad de Churg-Strauss.
- La granulomatosis de Wegener.
- La arteritis de la temporal.
- La arteritis de Takayasu.
- La púrpura de Schölein-Henoch.
- La enfermedad de Takayasu.

PANARTERITIS NODOSA

¿Qué es la panarteritis nodosa?

Esta enfermedad comprende dos variedades: la forma clásica y la microscópica.

La forma clásica denominada PAN (panarteritis nodosa clásica) fue descrita en primer lugar en 1866. Es una forma de vasculitis en la que se afectan vasos de pequeño y mediano calibre de todo el cuerpo. Tiene la particularidad frente a la forma microscópica de que no afecta a las arterias pulmonares (aunque sí existe la posibilidad de que lesione los vasos bronquiales).

La panarteritis microscópica fue descrita más tarde, en 1948. Su particularidad estriba en que afecta al riñón con bastante frecuencia y a menudo a los vasos pulmonares.

¿A quién afectan estas enfermedades?

No existen datos claros acerca de la incidencia exacta de estas enfermedades, no obstante ambas son poco frecuentes. Se sabe que la edad media de comienzo de la panarteritis nodosa es de unos cuarenta y ocho años y que es algo más frecuente en hombres que en mujeres.

¿Qué síntomas tiene el paciente con panarteritis nodosa?

Esta enfermedad puede afectar a un gran número de órganos y sistemas. En función de donde se localice y la intensidad con que lo haga los síntomas variarán.

En la panarteritis nodosa clásica, más de la mitad de los pacientes llegan a la consulta refiriendo síntomas vagos e inespecíficos como malestar general, fiebre, pérdida de peso, dolores musculares y abdominales e incluso dolor de cabeza.

Como ya hemos mencionado puede afectar a cualquier aparato.

- **Riñón:** está afectado en el 60 por 100 de los pacientes. Puede desembocar en insuficiencia renal y producir hipertensión arterial.

- **Sistema musculoesquéletico:** el 64 por 100 de los enfermos tiene síntomas en relación con la presencia de la enfermedad a este nivel. Produce dolores musculares y articulares e incluso inflamación de las articulaciones.

- **Sistema nervioso periférico:** más del 50 por 100 de los pacientes tienen síntomas en relación con la afectación de nervios (uno o varios) con pérdida de fuerza y/o de sensibilidad.

- **Tubo digestivo:** está afectado en algo menos de la mitad de los pacientes. Los síntomas más frecuentes son el dolor abdominal, las náuseas y los vómitos. La afectación inflamatoria de los vasos sanguíneos hace que se produzcan hemorragias o que no llegue sangre suficiente a cualquier órgano digestivo, ya sea el intestino, el hígado o el bazo, por ejemplo. El resultado de este déficit de sangre es el infarto a dicho nivel. Para el gran público la palabra «infarto» se circunscribe al corazón, pero la realidad es que los infartos pueden ocurrir a cualquier nivel.

- **Piel:** está afectada en el 43 por 100 de los pacientes. Pueden aparecer erupciones, nódulos, infartos... En las vasculitis en general son muy frecuentes las púrpuras cutáneas. La púrpura es una erupción muy característica en forma de punteado fino rojo que aparece en la piel. No es específica de estas enfermedades, es decir también puede verse por otros motivos.

- **Corazón:** presentan afectación cardíaca el 36 por 100 de los pacientes en forma de pericarditis, insuficiencia cardíaca o infartos de miocardio.

- **Génitourinario:** dolor testicular u ovárico.

- **Sistema nervioso central:** convulsiones, infartos, hemorragias, alteración del estado mental.

¿Cómo se diagnostica la panarteritis nodosa?

No existe ningún parámetro analítico que nos diga con seguridad que el paciente padece la forma clásica de panarteritis nodosa. En la forma microscópica prácticamente siempre se encuentra un tipo de anticuerpos llamados p-ANCA, pero los pacientes con la forma clásica de la enfermedad los presentan en unos porcentajes muy variables.

Un hecho llamativo es el que hasta un 30 por 100 de los enfermos presentan una serología positiva para el virus de la hepatitis B. No se conoce la razón, ni el papel que este virus puede desempeñar en la patogenia de esta enfermedad. Como tantas otras veces en Medicina, se trata de una observación a la que estudios en un futuro puedan dar una explicación.

La mejor forma de diagnosticar esta enfermedad es, por el momento, la biopsia del tejido afectado. A veces no es posible acceder a él fácilmente y hay que recurrir a otras pruebas como la arteriografía. La arteriografía es una técnica radiológica en la que al paciente se le inyecta un contraste en la sangre que rellena los vasos permitiéndonos ver su forma.

¿Cuál es el pronóstico del paciente con panarteritis nodosa?

Si no se trata el pronóstico es muy malo de modo que sólo el 13 por 100 de los enfermos continuará vivo a los cinco años de ser diagnosticado, o lo que es lo mismo, el 87 por 100 de los pacientes morirá en un plazo de cinco años si no instauramos tratamiento.

Con el tratamiento a base de corticoides, conseguimos que el 40 por 100 de los pacientes continúe vivo a los cinco años de haber sido diagnosticados.

La causa más frecuente de muerte suele ser la afectación renal y gastrointestinal.

¿Cuál es el tratamiento de la panarteritis nodosa?

Fundamentalmente corticoides a altas dosis e inmunosupresores como la ciclofosfamida. También se han ensayado otros fármacos como la vidarabina e interferón en pacientes con serología positiva para el virus de la hepatitis B.

ENFERMEDAD DE CHURG-STRAUSS

¿Qué es la enfermedad de Churg-Strauss?

Se llama también angeitis y granulomatosis alérgica. La describieron por primera vez Churg y Strauss en 1951. Se parece mucho a la panarteritis nodosa pero en esta enfermedad la afectación pulmonar es muy importante y se asocia con un asma muy grave. El apellido «alérgica» viene dado por el hecho de que los pacientes tienen en sangre un número muy elevado de unas células llamadas eosinófilos. Los eosinófilos son un tipo de glóbulos blancos que se elevan en las reacciones alérgicas (pero no sólo en ellas).

La inflamación vascular en esta enfermedad afecta a vasos de diferente tamaño y se acompaña de la formación de unas estructuras que sólo pueden verse al microscopio y que se llaman granulomas.

¿A quién afecta la enfermedad de Churg-Strauss?

Afortunadamente es una enfermedad rara. Su incidencia exacta es desconocida. Se sabe que puede aparecer a cualquier edad excepto en los lactantes. La edad media de comienzo es de unos cuarenta y cuatro años y, al igual que en la panarteritis nodosa es algo más frecuente entre los varones que entre las mujeres.

¿Qué síntomas aparecen en la enfermedad de Churg-Strauss?

Por un lado estos pacientes presentan una serie de síntomas generales como malestar, fiebre y pérdida de peso, semejantes a los de la panarteritis nodosa, pero los síntomas pulmonares son claramente los protagonistas de esta enfermedad. Los síntomas pulmonares son crisis de asma muy severas e infiltrados pulmonares que aparecen y desaparecen solos.

Hasta el 70 por 100 de los pacientes tienen afectación de la piel, y un tercio, alteraciones cardíacas. Por lo demás la afectación de otros órganos es muy similar a la de la panarteritis nodosa. Sólo una excepción importante: la afectación renal es generalmente menos frecuente y grave.

¿Cómo se diagnostica la enfermedad de Churg-Strauss?

El dato más característico que encontramos en las analíticas es el elevado número de eosinófilos en la sangre en más del 80 por 100 de los pacientes. El anticuerpo que encontramos con mayor frecuencia es el p-ANCA (que también vemos en la panarteritis nodosa microscópica). Por tanto, de nuevo la mejor forma de llegar al diagnóstico es la obtención de una muestra de tejido afectado mediante biopsia para observarlo al microscopio.

¿Cuál es el pronóstico del paciente con enfermedad de Churg-Strauss?

Sin tratamiento es malo. Sólo el 25 por 100 de ellos sobrevive a los cinco años de ser diagnosticados sin tratamiento. Con tratamiento este porcentaje se eleva al 50 por 100.

La causa más frecuente de muerte es la pulmonar y la cardíaca.

Sin embargo, en algunos pacientes la enfermedad puede ser bastante leve y remitir con el tratamiento a base de corticoides.

¿Cuál es el tratamiento de la enfermedad de Churg-Strauss?

Similar al de la panarteritis nodosa, es decir, glucocorticoides con ciclofosfamida en casos graves.

GRANULOMATOSIS DE WEGENER

¿Qué es la granulomatosis de Wegener?

Es una vasculitis granulomatosa, como la enfermedad de Churg-Strauss, en la que se afectan las vías respiratorias superiores e inferiores y el riñón. Además puede coexistir afectación de vasos (tanto venas como arterias) de pequeño calibre generalizada, de intensidad variable.

¿A quién afecta la granulomatosis de Wegener?

De nuevo estamos ante una enfermedad rara cuya incidencia exacta es difícil de precisar. Es sumamente rara entre la raza negra y afecta en el mismo porcentaje a hombres y a mujeres.

La edad media de comienzo es a los cuarenta años, pero casi el 15 por 100 de los pacientes tiene menos de diecinueve años. Es rara antes de la adolescencia.

¿Qué síntomas produce la granulomatosis de Wegener?

La afectación de los bronquios acaba produciendo estrecheces (estenosis) que causan dificultad respiratoria.

El paciente típico presenta dolor en los senos paranasales con expulsión de secreciones sanguinolentas o purulentas por la naríz, a veces con úlceras en la mucosa nasal. Como resultado final puede aparecer una perforación en el tabique nasal que lo deforme adquiriendo un aspecto en «silla de montar a caballo».

La inmensa mayoría de los enfermos tiene tos, dificultad respiratoria o dolor torácico.

Más de la mitad de los enfermos sufren alteraciones oculares de diversa índole, y también son frecuentes las alteraciones en la piel que ya se han descrito en la panarteritis nodosa o en la enfermedad de Churg-Strauss.

Esquema del árbol bronquial

Sobre el que se desarrollará el cáncer de pulmón

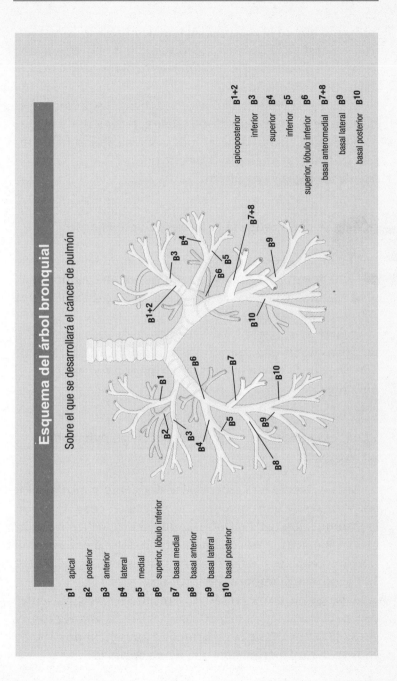

B1 apical
B2 posterior
B3 anterior
B4 lateral
B5 medial
B6 superior, lóbulo inferior
B7 basal medial
B8 basal anterior
B9 basal lateral
B10 basal posterior

apicoposterior B1+2
inferior B3
superior B4
inferior B5
B6
superior, lóbulo inferior B7+8
basal anteromedial B9
basal lateral B10
basal posterior

Puesto que en la enfermedad también coexiste una vasculitis generalizada de intensidad variable también pueden aparecer cualquiera de los síntomas correspondientes al territorio en el que se localice.

Mientras la enfermedad está en actividad son frecuentes los síntomas generales como la fiebre, el malestar y la pérdida de peso. No obstante, es más frecuente que la fiebre sea reflejo de una infección subyacente que solamente la actividad de la propia enfermedad.

¿Cómo se diagnostica la enfermedad de Wegener?

Los anticuerpos del tipo p-ANCA están presentes en el 90 por 100 de estos pacientes cuando tienen afectación renal, pero cuando no la tienen este porcentaje se reduce al 70 por 100 aproximadamente.

De nuevo el diagnóstico se realiza mediante el análisis al microscopio de una muestra de tejido obtenida a través de una biopsia. El tejido que más información nos aporta es el pulmonar.

¿Cuál es el pronóstico del paciente con granulomatosis de Wegener?

Antiguamente esta enfermedad era siempre mortal a los pocos meses de que comenzara la afectación renal. Pero con la introducción de la ciclofosfamida el pronóstico ha cambiado de manera radical. En este momento la enfermedad remite en el 75 por 100 de los enfermos y en más del 90 por 100 se producen importantes mejorías.

A pesar de estos fantásticos resultados, los pacientes deben ser sometidos a una estrecha vigilancia una vez conseguida la remisión de la enfermedad pues el 50 por 100 de ellos vuelve a experimentar una o más recaídas.

A pesar de que la ciclofosfamida es capaz de salvar la vida de estos pacientes muchos no son capaces de tolerarla por lo que se han ensayado otros tratamientos alternativos que sin embargo, están aún lejos de resultar tan eficaces.

ARTERITIS DE LA TEMPORAL

¿Qué es la arteritis de la temporal?

Es una enfermedad en la que se produce una inflamación en las paredes de vasos de mediano y grueso calibre. También se llama arteritis de células gigantes. Lo más característico es que afecta fundamentalmente a una o más ramas de la carótida, sobre todo a una llamada arteria temporal (de ahí su nombre).

A pesar de esta localización característica es una enfermedad generalizada que puede afectar a arterias de muchas localizaciones.

¿A quién afecta la arteritis de la temporal?

Aparece casi exclusivamente en personas con más de cincuenta y cinco años, aunque hay excepciones. Es más frecuente en mujeres. En la raza negra es rara y es especialmente frecuente en los países escandinavos. También se han descrito familias con una prevalencia inusitada de la enfermedad, lo que apunta a que pueda existir un componente genético aún no identificado que favorezca su aparición. Pero hoy por hoy se desconoce su causa.

¿Qué síntomas produce la arteritis de la temporal?

El caso típico es un anciano que consulta por dolor de cabeza y a veces también del cuero cabelludo, con fiebre y malestar general, encontrándonos en la analítica anemia y un marcador llamado VSG (velocidad de sedimentación globular) elevado. La VSG no es un marcador específico de esta enfermedad y se eleva en multitud de procesos diferentes como infecciones de cualquier tipo, enfermedades inmunológicas e incluso tumores.

El paciente puede contar también que se le cansa la mandíbula o la lengua al masticar. Lo que en Medicina se denomina claudicación mandibular.

Puede haber síntomas generales como cansancio, pérdida de apetito y dolores musculares generalizados.

La arteria temporal se localiza a nivel de la sien. Puede palparse engrosada y doler al contacto, a veces se palpan nódulos. Al comienzo de la enfermedad conserva su pulso pero más adelante se ocluye y al poner el dedo sobre ella no lo detectamos.

Se han descrito casos con síntomas atribuibles a la afectación de vasos en el corazón en las extremidades o en el cerebro.

¿Cómo se diagnostica la arteritis de la temporal?

El diagnóstico se hace mediante los síntomas explicados asociados a anemia y a una velocidad de sedimentación elevada. Para confirmarlo es necesaria una biopsia de la arteria temporal que muestre al microscopio las alteraciones típicas de esta enfermedad. Como la afectación de la arteria puede ser parcheada a veces es necesaria una biopsia de varios centímetros.

De cualquier forma en ocasiones la biopsia es normal pero si instauramos un tratamiento con corticoides y se produce una mejoría espectacular estaremos ante la confirmación de que se trataba de una arteritis de la temporal a pesar de que no hubiéramos podido detectarla en la biopsia.

La complicación más temible de esta enfermedad es la afectación ocular. Generalmente consiste en una neuritis óptica y se trata de una urgencia puesto que el paciente puede quedar sin visión, a veces de forma repentina.

¿Cómo se trata la arteritis de la temporal?

Es especialmente sensible a los corticoides. Con ellos la enfermedad y sus síntomas mejoran de forma espectacular.

Existe la posibilidad de que se produzcan recaídas, por lo que es necesario mantener el tratamiento durante uno o dos años al menos.

En general, la enfermedad tiene un buen pronóstico y en la mayoría de los pacientes es posible llegar a suspender los corticoides sin que vuelvan a producirse recaídas.

ARTERITIS DE TAKAYASU

¿Qué es la arteritis de Takayasu?

Es una vasculitis que afecta fundamentalmente a arterias de mediano y gran calibre. Tiene una especial predilección por las ramas del cayado aórtico lo que ha motivado que se la conozca como el síndrome del cayado aórtico.

¿A quién afecta la arteritis de Takayasu?

La arteritis de Takayasu afecta fundamentalmente a adolescentes y mujeres jóvenes, y aunque es más frecuente en Oriente, no respeta razas y puede aparecer en cualquier lugar del mundo.

Afortunadamente se trata de una enfermedad rara, mucho menos frecuente que la arteritis de la temporal. Como en el resto de las vasculitis se desconoce su causa.

¿Qué síntomas produce la arteritis de Takayasu?

A pesar de la predilección que muestra por las ramas del cayado aórtico, es una enfermedad generalizada, como ocurre con la arteritis de la temporal.

Pueden aparecer síntomas generales como malestar, fiebre, pérdida de peso y apetito, sudores nocturnos y dolores articulares.

Como ya hemos reseñado en otras vasculitis los síntomas son variados y dependen del vaso afectado. Es característico que cuando afecta a la subclavia (una de las ramas del cayado aórtico que tanto le gustan a esta enfermedad), no podamos palpar el pulso en el brazo afectado y la tensión arterial tomada en uno y otro brazo sea claramente diferente. Por otra parte la estenosis que produce en las arterias ocasiona soplos que podemos detectar con el fonendoscopio.

¿Cómo se diagnostica la enfermedad de Takayasu?

El diagnóstico se confirma mediante una arteriografía. También puede confirmarse mediante una biopsia, pero los vasos afectados suelen ser de difícil acceso.

¿Cuál es el pronóstico de la paciente con enfermedad de Takayasu?

Es muy variable. A veces hay remisiones espontáneas, sin tratamiento. Otras veces, sin embargo, la evolución es fulminante.

¿Cuál es el tratamiento de la enfermedad de Takayasu?

Los glucocorticoides alivian los síntomas pero en exclusiva no han demostrado mejorar la supervivencia. Cuando es posible y una vez controlada la inflamación se pueden dilatar las arterias estenosadas mediante técnicas como la angioplastia. La angioplastia consiste en la introducción de un catéter en las arterias a través del cual se mete un balón que al ser inflado dilata la arteria estrechada.

Utilizando conjuntamente los corticoides y la angioplastia la tasa de mortalidad se encuentra en torno a un 10 por 100.

PÚRPURA DE SCHÖLEIN-HENOCH

¿Qué es la púrpura de Schölein-Henoch?

Es una vasculitis en la que se afectan vasos de pequeño calibre. También se llama púrpura anafilactoide.

¿A quién afecta la púrpura de Schölein-Henoch?

Es una enfermedad propia de niños. No es una enfermedad rara. La mayoría de los pacientes tiene edades comprendidas entre los cuatro y los siete años, y es algo más frecuente en varones. Se ha visto que es especialmente frecuente en primavera.

A pesar de aparecer fundamentalmente en niños, también se han descrito casos en lactantes y en adultos.

¿Qué síntomas produce la enfermedad de Schölein-Henoch?

La púrpura es muy característica y aparece prácticamente en todos los pacientes y suele distribuirse en las nalgas y en las piernas. Las lesiones purpúricas (puntos rojizos) pueden palparse al pasar el dedo sobre ellas. También son muy frecuentes los dolores en las articulaciones que, sin embargo, no suelen aparecer inflamadas a pesar de que duelan.

El 70 por 100 de los niños tienen síntomas gastrointestinales, que en cambio afectan a tan sólo el 20 por 100 de los adultos. Suelen tener dolor abdominal, náuseas y vómitos. Pueden tener tanto diarrea como estreñimiento y a veces expulsión de sangre o moco por el recto.

La afectación renal suele ser leve, y desaparece sin ningún tratamiento. En los adultos puede llegar a haber afectación del corazón, pero en los niños es raro.

¿Cómo se diagnostica la púrpura de Schölein-Henoch?

No existe ningún parámetro de laboratorio que nos dé el diagnóstico. Este se hace en base a los síntomas y hallazgos clínicos.

¿Cuál es el pronóstico del niño con púrpura de Schölein-Henoch?

Excelente. La mayoría se recupera completamente y a veces ni siquiera es necesario el tratamiento.

¿Cuál es el tratamiento de la púrpura de Schölein-Henoch?

Es muy semejante en niños y en adultos. Se ha visto que los corticoides ayudan a mejorar algunos síntomas como los dolores abdominales y articulares, sin embargo, no tienen ningún efecto sobre las alteraciones renales y las lesiones de la piel. Tampoco disminuyen las posibilidades de recidiva ni acorta la duración de la fase activa de la enfermedad.

ENFERMEDAD DE KAWASAKI

¿Qué es la enfermedad de Kawasaki?

No tiene nada que ver con las motos. Es una enfermedad típica de niños que afecta a muchos órganos y sistemas del cuerpo.

Se caracteriza por una falta de respuesta a los antibióticos, una inflamación de los ganglios del cuello, enrojecimiento de la conjuntiva de los ojos, de la mucosa de la boca, los labios, las palmas de las manos y descamación de las puntas de los dedos.

¿Qué pronóstico tiene el niño con enfermedad de Kawasaki?

En general es una enfermedad benigna que cura sola. El problema estriba en que durante la fase de convalecencia de

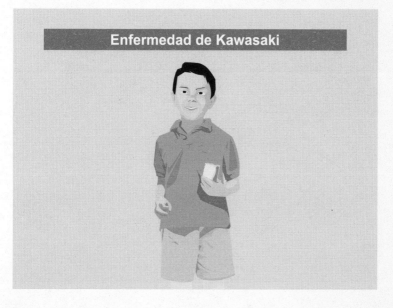

Enfermedad de Kawasaki

la enfermedad, entre la tercera y cuarta semana, puede producirse una complicación muy importante. Son los aneurismas en las arterias coronarias. Los aneurismas son dilataciones en forma de saco en los vasos sanguíneos. En el punto en el que se dilata la pared, ésta es más fina y puede romperse. Esta complicación hace que la mortalidad de esta enfermedad, en principio benigna, sea del 0,5 al 2,8 por 100. Otras manifestaciones pueden ser la pericarditis, la miocarditis o el infarto de miocardio.

Salvo ese 2,8 por 100 de niños que sufre alguna complicación mortal, el resto evoluciona muy bien y se recupera sin problemas.

¿Cuál es el tratamiento del niño con enfermedad de Kawasaki?

En las primeras fases de la enfermedad, la administración de gammaglobulina y aspirina ha demostrado disminuir la frecuencia de complicaciones posteriores.

CUESTIONARIO

1. **Señale la correcta:**
   a) Las vasculitis son enfermedades que se caracterizan por la inflamación de las paredes de los vasos sanguíneos.
   b) En las vasculitis sólo suele afectarse un órgano.
   c) La panarteritis nodosa no es una vasculitis.
   d) Existen dos formas de panarteritis nodosa: la clásica y la moderna.
   e) En cada tipo de vasculitis sólo se afectan vasos de un mismo tamaño.

2. **Señale la correcta:**
   a) Todos los pacientes con panarteritis nodosa tienen serología positiva para el virus de la hepatitis C.
   b) Todos los pacientes con panarteritis nodosa tienen serología positiva para el virus de la hepatitis B.
   c) La panarteritis clásica no afecta a las arterias pulmonares, aunque sí puede afectar a las bronquiales.
   d) La panarteritis nodosa se diagnostica mediante un escáner.
   e) La panarteritis es una enfermedad muy frecuente.

3. **Señale la correcta:**
   a) La enfermedad de Chug-Strauss se caracteriza por la presencia de asma muy grave.
   b) En la enfermedad de Chug-Strauss aumentan mucho los niveles de linfocitos en la sangre.
   c) La enfermedad de Chug-Strauss está producida por el polen, por eso también se llama angeitis y granulomatosis alérgica.
   d) Es una enfermedad muy frecuente.
   e) Un gran número de pacientes presenta C ANCA.

4. **Señale la correcta:**
   a) La enfermedad de Wegener jamás aparece en menores de diecinueve años.
   b) En la enfermedad de Wegener se afectan las vías respiratorias y el riñón.
   c) El diagnóstico se realiza mediante una resonancia magnética de las vías respiratorias y el riñón.
   d) Se detectan c-ANCA en el 5 por 100 de los pacientes con afectación renal.
   e) La enfermedad de Wegener no es una vasculitis.

5. **Señale la correcta. La arteritis de la temporal:**
   a) La arteritis de la temporal se llama así por ser una enfermedad pasajera y sin importancia.
   b) Afecta casi exclusivamente a personas menores de treinta años.
   c) Su complicación más temible es la cojera.
   d) Su respuesta al tratamiento con laxantes es espectacular.
   e) Afecta de forma característica a una o varias ramas de la arteria carótida, en especial a la temporal (de ahí su nombre).

6. **Señale la correcta. Enfermedad de Takayasu:**
   a) Sólo afecta a japoneses de la región de Takayasu.
   b) También se llama síndrome del cayado aórtico porque afecta especialmente a las ramas del mismo.
   c) Se diagnostica mediante un análisis genético que determina si el paciente tuvo ancestros de la región de Takayasu.
   d) Es una enfermedad de ancianos.
   e) Es de origen infeccioso y se parece a la enfermedad producida por el virus de Ébola.

7. **Señale la correcta. Enfermedad de Schölein-Henoch:**
   a) Es una enfermedad rarísima de la que sólo se han descrito casos en las estepas de Mongolia.

b) Se dan muchos más casos en otoño e invierno.
c) Es una enfermedad típica de niños y tiene un pronóstico excelente.
d) Es característico que curse con una erupción en cara y cuello.
e) Produce una tos muy intensa.

8. **Señale la correcta:**
   a) La enfermedad de Schölein-Henoch también se llama púrpura espiriforme.
   b) La enfermedad de Kawasaki se llama así porque los primeros casos aparecieron en niños hijos de empleados de esa empresa.
   c) La enfermedad de Kawasaki es una enfermedad en principio benigna que cura sola en la inmensa mayoría de los casos. El problema es que a las pocas semanas puede aparecer una complicación grave: los aneurismas en las arterias coronarias.
   d) Las enfermedades de Kawasaki y Takayasu son la misma entidad.
   e) La enfermedad de Kawasaki nunca se da en niños.

GLOSARIO

Al hablar de temas médicos es prácticamente imposible no utilizar términos que pueden resultar incomprensibles para el público general, pues simplemente no hay palabras que definan el concepto al que nos referimos en el castellano «normal» , o bien, corremos el riesgo de caer en imprecisiones o errores.

Al empezar a elaborar este libro intentamos en todo momento evitar terminología científica, pero en seguida nos dimos cuenta de que el texto se volvía farragoso y equívoco. Por esa razón hemos optado por incluir al final este diccionario de terminología médica que ayude al lector a comprender el contenido.

Hemos intentado definir todas aquellas palabras que creemos difíciles de entender y que están incluidas en el texto, pero también otras de uso muy común en Medicina y que pensamos pueden ser de utilidad al enfrentarse a cualquier otro texto.

A

Aceite esencial. Es la herramienta usada por la aromaterapia. Son sustancias aromáticas extraídas de diferentes partes de una planta que se emplean con fines terapéuticos.

Acupuntura. Terapia alternativa de origen chino que utiliza el empleo de agujas para curar las enfermedades.

Analgésico. Medicamento que actúa sobre las vías de conducción del dolor eliminando la sensación dolorosa. Los analgésicos se clasifican en tres escalones en función de su potencia. En el escalón más bajo se sitúa el paracetamol y los antiinflamatorios no esteroideos, y en el más alto la morfina.

Anemia. Disminución del número de glóbulos rojos o del contenido de hemoglobina de los mismos por debajo de lo normal. La función fundamental de los glóbulos rojos es el transporte de oxígeno a los diferentes tejidos del organismo, sin el cual es imposible la vida. El transporte de oxígeno se realiza a través de la hemoglobina. Las causas de anemia son muy numerosas e incluyen desde las pérdidas de sangre, a las deficiencias nutricionales hasta la presencia de múltiples enfermedades.

Aneurisma. Bolsa formada por la dilatación o rotura de las paredes de una arteria o una vena y que está llena de sangre circulante.

Anticuerpo. Proteína perteneciente a la familia de las gammaglobulinas producida por los linfocitos B y las células plasmáticas en respuesta a un estímulo para la respuesta inmunitaria.

Arteria. Vaso sanguíneo con una pared dotada de tres capas, más fuerte que la de las venas. La mayoría de las arterias del cuerpo contienen sangre rica en oxígeno de color rojo claro y está destinada a aportar oxígeno al resto de los tejidos del cuerpo. La excepción son las arterias pulmonares que lo que transportan es sangre venosa, pobre en oxígeno, de color rojo oscuro. Las arterias pulmonares transportan esta sangre pobre en oxígeno desde el ventrículo derecho hasta los pulmones donde será oxigenada.

Arteriografía. Técnica que consiste en la realización de varias radiografías tras introducir en la sangre de un paciente una sustancia llamada contraste que es radioopaco, es decir se ve en las radiografías de color blanco intenso en contraste con el color negro que representa el tejido circundante.

Articulación. Conjunto de elementos que forman la unión de dos o más huesos.

Artritis. Inflamación aguda o crónica de una articulación. Se puede deber a multitud de causas, desde un traumatismo, a una enfermedad generalizada, una infección, etc.

Artroscopia. Observación de la cavidad articular por medio de un artroscopio. El artroscopio es un aparato parecido al endoscopio que se introduce en el interior de la articulación tras realizar una punción de la misma.

Artrosis. Enfermedad articular, generalmente degenerativa de causas muy diversas.

Atrofia. Disminución del tamaño de un órgano o tejido por una nutrición deficiente del mismo.

Autoanticuerpo. Anticuerpo que reacciona contra un elemento del propio organismo.

B

Behçet, enfermedad. Enfermedad inflamatoria crónica y recidivante de causa desconocida en la que aparecen úlceras en la boca y en la mucosa genital así como nódulos cutáneos en las piernas entre otros síntomas. Recibe su nombre de un dermatólogo nacido en Estambul en 1889.

Biopsia. Análisis fundamentalmente al microscopio de la muestra de un tejido extraído de un organismo vivo mediante una punción o una intervención quirúrgica. Puede realizarse una biopsia de prácticamente cualquier órgano: médula ósea, hueso, piel, pulmón, hígado e incluso corazón, entre otros.

Bursitis. Inflamación aguda o crónica de la bolsa sinovial de una articulación. Puede ser causada por un traumatismo, una infección o en el contexto de enfermedades degenerativas articulares.

C

Calcio. Elemento imprescindible para la vida humana. Es un constituyente fundamental de los huesos pero esa no es su única función. Es imprescindible entre otras cosas para la contracción muscular (incluida la del corazón). Sus mecanismos reguladores son muy complejos y en ellos juegan un papel esencial las denominadas glándulas paratiroides situadas junto al tiroides en la región anterior del cuello.

Cefalea. Dolor de cabeza.

Cromoterapia. Técnica que estudia la influencia de los colores en nuestra personalidad.

Cronoterapia. Terapia que se basa en retrasar la hora de ir a dormir progresivamente para conseguir erradicar un insomnio de sueño retrasado.

D

Dactilitis. Inflamación de un dedo de la mano o del pie.

Dendrita. Prolongaciones finas de las neuronas que se encuentran especializadas en la recepción de estímulos.

Densitometría. Una densitometría ósea es una técnica que nos permite estimar la densidad de calcio en los huesos. Es la técnica diagnóstica por excelencia de la osteoporosis.

Depresión bipolar. Es una enfermedad que se caracteriza por dos estados: el depresivo y el maníaco. Durante el episodio maníaco el sujeto está hiperactivo y en el depresivo se encuentra apático.

Dermatomiositis. Enfermedad rara que afecta a la piel, los músculos y órganos internos. A veces aparece en relación con tumores.

E

Ecografía. Técnica radiológica que se basa en la conducción de ondas de ultrasonido para obtener imágenes del interior del cuerpo. Es inocua para la persona y no requiere la introducción de contraste.

Edema. Acumulación de líquido no coagulable difusa o localizada en cualquier parte del cuerpo que escapa del torrente vascular. Las causas son innumerables.

Efecto placebo. Carece de valor terapéutico, la eficacia se debe a la psicología empleada con el paciente.

Electroencefalograma (E.E.G.). Conjunto de ondas cerebrales que simbolizan la actividad de las neuronas. Son oscilaciones del potencial eléctrico cuya amplitud media está comprendida entre una centésima y una décima de milivoltio.

Endorfinas. Sustancias químicas responsables de nuestro equilibrio mental y emocional. Sus niveles bajos son un indicador de depresión o bajo estado de ánimo.

Enfermedad de Alzheimer. Se produce una atrofia en el cerebro que afecta a personas mayores de 50 años. Se sufre desorientación, fallos de memoria y alteraciones en el lenguaje.

Esclerodermia. Enfermedad de causa desconocida que puede estar localizada o afectar a un gran número de órganos.

Esclerosis. Endurecimiento de cualquier estructura u órgano por crecimiento excesivo de tejido fibroso. Existen técnicas terapéuticas que se basan en la estimulación del crecimiento del tejido fibroso produciendo una cicatrización destinada, por ejemplo, a detener o prevenir un sangrado. Es el caso de la esclerosis de las úlceras gástricas o de las varices esofágicas, por ejemplo.

Espondilitis. Inflamación de una o más vértebras. Puede tener un origen traumático, infeccioso, autoinmune, etc.

Estenosis. Estrechamiento de un canal o una abertura de carácter permanente. Puede ser congénito, consecuencia de una cicatrización anormal o, por ejemplo, en el caso de la arteriosclerosis por depósito de colesterol en la pared de los vasos sanguíneos.

Esteroide. Término genérico que engloba a los compuestos cuya estructura deriva de un elemento llamado ciclopentanoperhidrofenantreno. Pertenecen a esta familia las hormonas gonadales, la progesterona y los ácidos biliares entre muchos otros.

Exantema. Erupción cutánea.

F

Fimosis. Alteración con la que se nace y consiste en un prepucio demasiado estrecho y una longitud anormal que recubre el glande. Este hecho produce dolor en las erecciones.

Fisioterapia. Empleo de agentes físicos como la luz, el agua, el calor, el aire, los ejercicios mecánicos, etc., en el tratamiento de las enfermedades.

G

Gammagrafía. Técnica que nos permite obtener imágenes mediante la detección de una sustancia que se administra al paciente por vía intravenosa o respiratoria. Esta sustancia se denomina trazador. El trazador es diferente según el órgano que queramos estudiar. Pueden obtenerse imágenes de los huesos, los pulmones, el corazón, el tiroides, etc.

Glándula. Conglomerado de células que son capaces de elaborar sustancias que serán secretadas al exterior (como las glándulas sudoríparas que producen el sudor), o al torrente sanguíneo (como las que producen hormonas). Las primeras se llaman exocrinas y las segundas endocrinas.

Glándula suprarrenal. Glándula endocrina situada sobre el riñón (hay dos) que produce sustancias fundamentales para la vida como los glucocorticoides.

Glucocorticoide. Son corticoides sintetizados por las glándulas suprarrenales. Su exceso o defecto produce enfermedades. En Medicina se emplean derivados sintéticos en el tratamiento de multitud de enfermedades como es el caso de la prednisona o la dexametasona.

Gota. Artritis por ácido úrico.

H

Hemoglobina. Sustancia que contienen los glóbulos rojos y que sirve para transportar el oxígeno. Es la responsable del color rojo de la sangre.

Hidroterapia. Uso del agua para curar enfermedades.

Higiene del sueño. Conjunto de medidas que son necesarias para alcanzar un sueño reparador.

Hiperuricemia. Elevación de los niveles de ácido úrico en la sangre por encima de lo normal debido a alteraciones en el metabolismo de las purinas. A la larga en algunos pacientes puede producir gota, cálculos renales o alteraciones en la función renal.

I

Infarto. Porción de tejido que se ve privada súbitamente de la circulación sanguínea, arterial o venosa. El término no se refiere en exclusiva a este fenómeno en el corazón, sino que puede haber infartos en el cerebro, el hígado, el bazo... y cualquier otro tejido de nuestro organismo.

Infiltrado. Acumulación o depósito de una sustancia extraña en un tejido. En el pulmón, por ejemplo, los infiltrados pueden estar constituidos por pus, sangre, agua, o cualquier otra sustancia que en condiciones normales no se encuentra en él.

Inflamación. Expresa la reacción defensiva del organismo ante cualquier proceso irritante. Clásicamente se dice que la inflamación se define por cuatro síntomas: calor, rubor, tumor y dolor. En este contexto, la palabra «tumor» no significa cáncer, sino aumento de tamaño.

Inmunidad. Estado en el que nuestro cuerpo reacciona de una forma anormal ante algo que puede dañarle. Lo reconoce como una amenaza y pone en marcha mecanismos defensivos encaminados a eliminarlo.

Isquemia. Fenómeno que ocurre cuando por cualquier razón se detiene el paso de sangre arterial a una zona más o menos extensa de nuestro cuerpo. El resultado final de una isquemia prolongada es el infarto, es decir, la muerte de las células que dependían del aporte sanguíneo de los vasos dañados.

K

Kawasaki. Vasculitis propia de niños que se caracteriza por inflamación de los ganglios del cuello, enrojecimiento de la mucosa oral y descamación de los dedos, entre otros síntomas. Es generalmente una enfermedad benigna que cura sola y sin problemas, salvo en un 3 por 100 de los niños, aproximadamente en el que puede haber complicaciones cardíacas graves.

L

Laparascopia. Examen de la cavidad abdominal mediante un endoscopio. Hoy en día cada vez son más las intervenciones quirúrgicas que pueden realizarse mediante este sistema. A través de una pequeña incisión en el abdomen, se introduce un «tubo» con un sistema óptico en su extremo que permite examinar el interior del abdomen. Además, es posible introducir instrumentos a través del mismo sistema para extirpar, cortar, tomar muestras para biopsias, etc. Ofrece la gran ventaja de que el postoperatorio es más corto y la incisión más pequeña.

LES. Estas siglas son la abreviatura de lupus eritematoso sistémico, una enfermedad autoinmune que puede afectar a gran número de órganos y aparatos del cuerpo.

Leucocito. Un leucocito es lo mismo que un glóbulo blanco. Existen varias clases de glóbulos blancos, y en general su función es defensiva. Los linfocitos, eosinófilos, monocitos y basófilos son tipos de glóbulos blancos.

Ligamento. Estructura fibrosa que une dos elementos. Es como una cuerda que, por ejemplo, puede servir de unión al músculo y al hueso, o como refuerzo a una articulación.

Linfocito. Tipo de glóbulo blanco. Son las células que infecta el virus del SIDA, y al recaer en ellas importantes funciones defensivas, convierte a los enfermos de SIDA en sujetos inmunodeprimidos susceptibles de contraer cualquier infección.

Lupus. *Ver LES.*

M

Mesencéfalo. Parte medial del encéfalo.

Metabolismo. Conjunto de transformaciones que tienen lugar en nuestro organismo de las sustancias que nos llegan del exterior o que nosotros mismos producimos. Por ejemplo, los alimentos que ingerimos deben ser transformados para que sirvan de nutrientes y energía en último término; o los productos de deshecho que se producen en nuestro cuerpo, deben ser transformados en sustancias que podamos eliminar de alguna manera. El metabolismo es, por tanto, el conjunto de reacciones que tiene lugar en la «planta procesadora» que es nuestro cuerpo. Sin metabolismo no seríamos nada, tan solo sustancia inerte.

Mielitis. Inflamación de la médula espinal.

Miocardio. Músculo del corazón. El corazón se divide en tres estructuras de forma grosera: el miocardio, que es el músculo propiamente dicho, y que posee características especiales que lo diferencian del resto de nuestros músculos; el pericardio, que es la envoltura del corazón (la bolsa que lo contiene y lo protege), y el endocardio, que es la cubierta interna del corazón y sus válvulas.

Miocarditis. Inflamación del músculo cardíaco. También existe la pericarditis cuando lo que se inflama es el pericardio y la endocarditis, cuando la inflamación se localiza en las válvulas del corazón.

Mioglobina. Sustancia semejante a la hemoglobina. Se localiza en los músculos y les da su color característico. Su función es semejante a la de la hemoglobina, es decir, tiene que ver con el transporte de oxígeno.

Musicoterapia. La disciplina que estudia la interacción de la música en nuestro cerebro, predisponiéndole a la concentración o al descanso.

N

Necrosis. Muerte de un tejido por la causa que sea: tóxica, por defecto en el aporte de sangre, etc.

O

Osteoporosis. Enfermedad caracterizada por la pérdida de masa ósea.

P

Paget, enfermedad ósea de Paget. Enfermedad de origen desconocido que afecta fundamentalmente a los huesos en la que se produce una formación y destrucción desordenada del mismo.

Paget, enfermedad de la mama. Tipo de cáncer de mama.

Páncreas. Glándula que está situada en el abdomen superior y que se encarga de la producción de enzimas digestivas y de hormonas imprescindibles para la vida, la más conocida de las cuales es la insulina.

Polimiositis. Enfermedad autoinmune en la que se produce inflamación de los músculos.

Próstata. Glándula masculina que se sitúa alrededor del cuello de la vejiga y de una porción de la uretra. Produce una secreción que se mezcla con el esperma (producido en las glándulas seminales) en el momento de la eyaculación.

Psoriasis. Enfermedad autoinmune muy frecuente. Lo más habitual es que sólo afecte a la piel en forma de placas descamativas que se localizan sobre todo en codos, rodillas, cuero cabelludo y detrás de las orejas. En un pequeño porcentaje de pacientes la enfermedad ataca a las articulaciones. Es lo que se denomina artritis psoriásica.

R

Radiografía. Técnica de imagen que se basa en la diferente penetración de los rayos X a través de un tejido en función de su densidad. Los tejidos más densos dejan pasar menos rayos a su través y los menos densos como el aire más. Cuando ponemos una placa fotográfica detrás del cuerpo, la estructura menos densa dejará pasar los rayos dejando una impresión sobre ella que veremos como una zona negra, y la más densa dejará menos rayos y la veremos blanca. Por eso en una radiografía convencional de tórax los pulmones (llenos de aire) se ven negros, y los huesos (formados de calcio) se ven blancos.

Recidiva, (recaída). Es el término que se usa cuando reaparece una enfermedad que había sido controlada.

Remisión. Existen muchas enfermedades de las que no conocemos su origen ni las razones por la que se comporta de uno u otro modo. Cuando tratamos al paciente puede suceder que desaparezcan los signos de esa enfermedad de modo que «aparentemente» se ha curado, pero como no podemos estar seguros de ello utilizamos el término «remisión» en lugar del de «curación».

S

Schölein-Henoch, púrpura. Enfermedad que aparece fundamentalmente en niños, aunque también se han descrito casos en adultos, que se caracteriza por la aparición de lesiones en la piel llamadas purpúricas sobre todo en las piernas y en las nalgas, y síntomas gastrointestinales diversos. Lo más habitual es que cure sola y sin secuelas.

Sicca, síndrome. Se refiere a los síntomas que produce el síndrome de Sjögren en su afectación glandular.

Sjögren, síndrome. Enfermedad autoinmune que afecta de forma característica a las glándulas exocrinas produciendo sequedad en los ojos por falta de lágrima y de boca por falta de saliva entre otros síntomas. También puede afectar a otros órganos del cuerpo, es lo que se llama afectación extraglandular.

T

Takayasu, enfermedad. Enfermedad rara, más frecuente en mujeres jóvenes y orientales de causa desconocida. Su rasgo más característico es que la afectación vascular (es una vasculitis) se localiza de forma preferente en los vasos sanguíneos que salen del cayado aórtico.

W

Wegener, Granulomatosis. Es un tipo de vasculitis en la que se afectan en especial el riñón y el sistema respiratorio.

RESPUESTAS A LOS CUESTIONARIOS

Enfermedad de Behçet, artritis infecciosa y artritis psoriásica

1 – a; 2 – b; 3 – a

Las vasculitis

1 – a; 2 – c; 3 – a; 4 – b; 5 – e; 6 – b; 7 – c; 8 – c

ÍNDICE DE TERMINOS

BIBLIOGRAFÍA

BESSON, PHILIPPE–GASTON: *La fatiga crónica (fibromialgia) cómo aliviar los síntomas.* Salud y calidad de vida.Ed. Oniro. 2001.

GARGANTILLA MADERA, PEDRO: *Saber vivir con salud.* Obra social Caja Madrid. 2002.

BASSEY, JOAN Y DINAN, SUSIE: *Cómo fortalecer los huesos. Ejercicios para prevenir la osteoporosis y evitar fracturas.* Parramón ediciones. 2002.

Diccionario terminológico de ciencias médicas. Duodécima edición. Salvat.

HARRISON: *Principios de Medicina Interna.* Duodécima edición.

Guías para pacientes publicadas por la Sociedad Española de Reumatología.

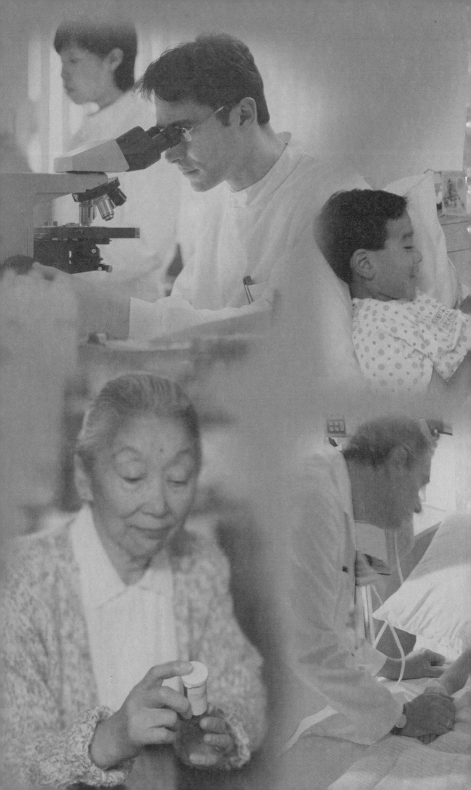